Eunice D. Ingham

Geschichten, die die Füße erzählt haben

»Wie lieblich sind auf den Bergen die Füße der Boten, die da Frieden verkündigen«

Jesaja 52,7

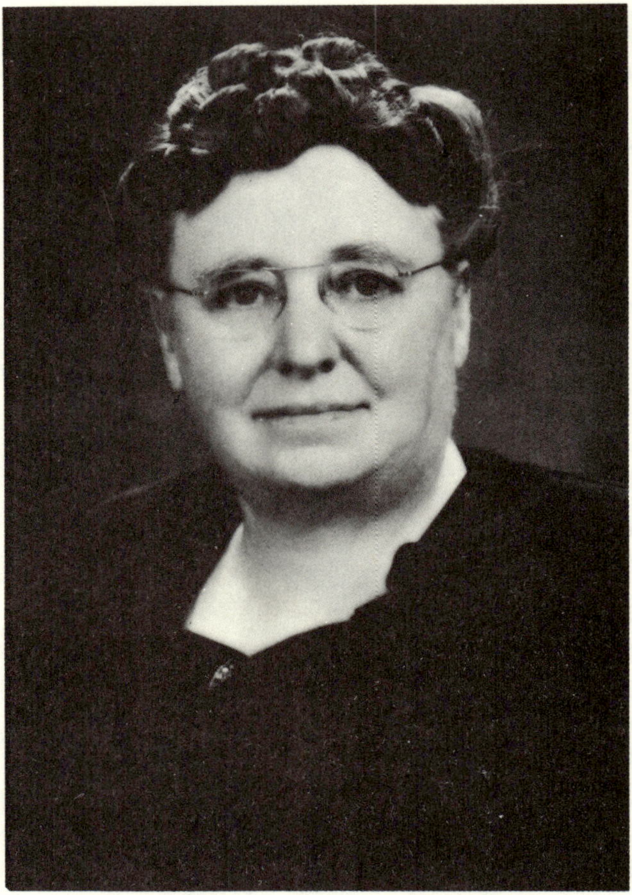

Author and Lecturer
EUNICE D. INGHAM STOPFEL

Eunice D. Ingham

Geschichten, die die Füße erzählt haben

mit 23 Abbildungen

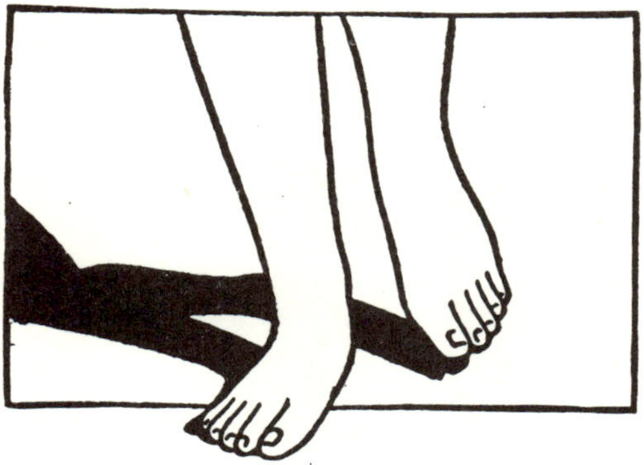

Band 2 der Reflexzonen-Therapie
»Die Druckmethode der Reflexologie«
Deutsche Bearbeitung von Hermann Kissener

DREI EICHEN VERLAG
D-8300 ERGOLDING

CIP-Titelaufnahme der Deutschen Bibliothek

Ingham, Eunice D.:
[Reflexzonentherapie]
Band . . . der Reflexzonen-Therapie / Eunice D. Ingham.
Dt. Bearb. von Hermann Kissener. –
Ergolding: Drei Eichen Verl.
(Heilwissen für jedermann)
Früher mit d. Erscheinungsorten München, Engelberg/Schweiz
NE: Kissener, Hermann [Bearb.]

Bd. 2. Ingham, Eunice D.: Geschichten die die Füße
erzählt haben. – 4. Aufl. – 1989

Ingham, Eunice D.:
Geschichten die die Füße erzählt haben /
Eunice D. Ingham.
Dt. Bearb. von Hermann Kissener. –
4. Aufl. – Ergolding:
Drei Eichen Verl., 1989
(Band . . . der Reflexzonen-Therapie / Eunice D. Ingham; Bd. 2)
(Heilwissen für jedermann)
Einheitssacht.: Stories the feet have told <dt.>
ISBN 3-7699-0480-X
NE: Kissener, Hermann [Bearb.]

ISBN 3-7699-0480-X
Verlagsnummer 480

4. DEV-Auflage, 1989
Gesamtherstellung: Ebner Ulm

Inhaltsübersicht

Vorwort

Auf den folgenden Seiten werde ich mich bemühen, einen in Einzelheiten gehenden Bericht der *Ingham-Druckmethode der Reflexologie* zu geben.

Es ist eine Methode, die jetzt im ganzen Lande von Fachleuten als ein wissenschaftlicher Schritt zu einer besonderen Form der spezialisierten Gewebebehandlung anerkannt wird, wenn die Nervimpulse in den Füßen beeinflußt werden und eine Entspannung herbeigeführt wird, die in unserem Beruf äußerst wertvoll ist.

Warum sollten wir nicht versuchen, unter denen zu sein, die besondere Anerkennung und wohlverdienten Ruhm auf dem Gebiet der manipulativen Therapie gewonnen haben? Möge ihr Licht uns anfeuern und möge der Meister unsere Bemühungen segnen.

Jeder, der mein Buch »Geschichten, die die Füße erzählen können« kennt, besitzt detaillierte Schilderungen, Lagen und Diagramme der verschiedenen Reflexe zu den Organen des Körpers, die in Verbindung mit dieser neueren und ausführlicheren Beschreibung bezüglich der Anwendung der *Ingham-Druckmethode der Reflexologie* benutzt werden können, um größere und zufriedenstellendere Ergebnisse zu erzielen.

Mein erstes Buch umfaßt über einhundert Themen mit Informationen über Reflexe und 29 Abbildungen über deren Lage.

So wie große Eichen aus kleinen Eicheln wachsen, so hoffe ich, daß die Saat, die durch die Gedanken in den folgenden Seiten gelegt wird, in fruchtbarer Erde Wurzeln schlage und zum Heil und zur Erleichterung der leidenden Menschheit wachse.

Eunice Ingham Stopfel

Was ist diese Reflexmethode?

Es gibt zehn Zonengebiete im Körper, die uns eine generelle Grundlage geben, bestimmte Reflexe in den Füßen zu finden.

Wird ein neuer Beruf geschaffen werden, der sich auf diese Reflexe im menschlichen Fuß bezieht?

Das am meisten besprochene und doch am wenigsten verstandene Thema heutzutage im Beruf.

Dr. Osler's Darstellung:
»Wenn die Nerven der Augen und der Füße erst einmal richtig verstanden werden, werden chirurgische Eingriffe weniger nötig sein.«

Narren spotten, wo Philosophen proben!

Die Ingham-Druckmethode der Reflexologie

Ihre Anwendung auf die Drüsen und verwandte Leiden

Auf zahlreiche Gesuche hin werde ich mich bemühen, einen mehr ins einzelne gehenden Bericht zu geben, wie meine besondere Reflexmethode für größere und bessere Ergebnisse angewendet und Beschwerden überwunden werden, die durch irgendwelche unnatürlichen Drüsentätigkeiten verursacht worden sind.

Es ist beinahe unmöglich, sich die Bedeutung jeder winzigen Drüse vorzustellen, weil unser Wissen um die ungeheure Macht der Drüsensekretion so begrenzt ist.

Das elektrische System

Die Nerven unseres Körpers können mit einem elektrischen System verglichen werden. Wir können den normalen Kontakt mit der Elektrizität im Boden mit den Elementen, die uns umgeben und mit der uns umgebenden Atmosphäre durch unsere Füße aufnehmen; dies wird den Grad unserer Fähigkeit bestimmen, die richtige Funktion unserer Drüsen zu erkennen.

Ein Versuch, normalen Kontakt zu bekommen, wenn eine Verstopfung in diesen Nervenden in den Füßen vorhanden ist, kann mit einem Versuch verglichen werden, einen Stekker in eine schadhafte Steckdose zu stecken.

Zonenmarkierungen

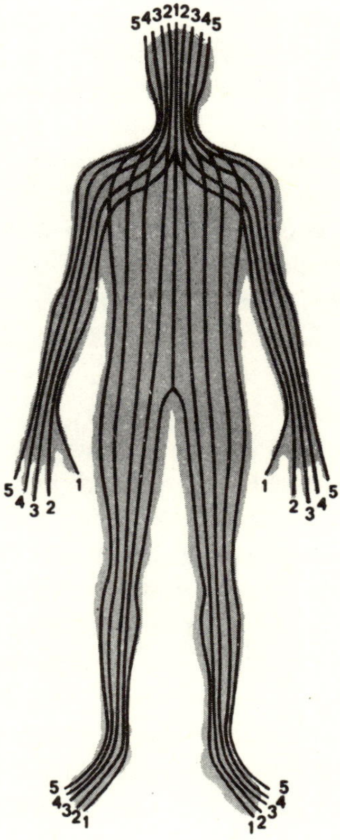

Abbildung Nr. 1

Ein Studium dieses Schnittes wird die Zonen des Körpers deutlich in Ihrem Gedächtnis haften lassen.

Genau so wie wir zehn Finger und zehn Zehen haben, können wir uns zehn Zonen der Glieder und aller Teile des Körpers vorstellen.

Was ist Zonentherapie?

Es ist die Aufteilung des Körpers in zehn Zonen, die uns hilft, alle Reflexe in den Füßen zu lokalisieren, die sich auf jeden Teil des Körpers beziehen.

Zonentherapie

Wir wollen einmal den Begriff »Zonentherapie« in Verbindung mit unserer Reflexarbeit zerlegen, die schon manchmal mißverstanden worden ist und die Kenntnis voraussetzt, was sie eigentlich darstellt: ein wegweisender Führer, der die besonderen Reflexe ausfindig macht, die wir suchen und ansprechen wollen.

Das medizinische Wörterbuch, nach der Bedeutung des Wortes »Zone« befragt, gibt als erklärendes Beispiel: »Bauchzone, die drei Zonen, in die die Oberfläche des Bauches geteilt ist, die subcostalen Linien (zu den unteren Rippen gehörend), und die intertubularen Linien (zu der oberen Linie des Hüftknochens gehörend).«

Wir wollen diese Grundlage in Gedanken beibehalten, im Verhältnis zu dem, was wir uns unter Zonentherapie als unsere Richtlinie in der Auffindung gewisser Reflexgebiete vorstellen.

Jemand, der nicht mit der genauen Bedeutung bekannt ist, wird sofort annehmen, daß wir etwas völlig anderes als die einfache Reflexmethode der Druckmassage vorstellen, die Methode, die in meinen Büchern »*Geschichten, die die Füße erzählen können*« und »*Geschichten, die die Füße erzählt haben*« beschrieben worden ist.

Was ist Zonentherapie mit Hilfe der Reflexe?

Ich hoffe, daß die folgenden Seiten eine zufriedenstellende Antwort auf die Frage: *Was ist Zonentherapie?* und deren Verbindung mit der Reflexmethode geben wird; so wie wir versuchen werden, ein für allemal Zweifel zu beseitigen, daß wirklich ein Reflexgebiet, verwandt mit jedem Organ und Teil des Körpers, in den Füßen existiert.

Unser Ziel ist es, unsere Fähigkeiten zu erweitern, die Lage dieser bestimmten Reflexe genau zu lokalisieren. Das wird von unserem Wissen über das regierende Prinzip abhängig sein, wie man sich den Körper in zehn bestimmten Zonen augenscheinlich vorstellen kann, fünf auf der rechten Seite und fünf auf der linken Seite des Körpers, vorder- und rückseitig.

Diese wertvolle Kenntnis verdanken wir den angeratenen Methoden, nicht nur in diesem Buch, sondern auch in dem vorhergehenden mit dem Titel »*Geschichten, die die Füße erzählen können*«. Und all diesem verdanken wir den Erfolg, den wir mit *dieser Methode* gehabt haben, eine Methode, mit der Natur zu arbeiten, damit die Natur mit uns arbeiten kann.

Drüsenreflexe in den Füßen

Wir wissen, welche Geschichten uns die Wirbelsäule erzählen kann, da wir täglich von der wunderbaren Arbeit hören, die von denen geleistet wird, die in diesem speziellen Beruf ausgebildet sind.

Es bleibt uns, die wir in der Kunst *dieser* Methode versiert sind, überlassen, Ihre Aufmerksamkeit auf die wunderbaren Ergebnisse zu lenken, *welche von den Füßen als Geschichten erzählt werden können* und zwar durch die Anwendung dieser besonderen Form der Druckmassage auf die verschiedenen Reflexe in den Füßen, im Einklang mit den Prinzipien der *Zonentherapie*, so wie sie von dem inzwischen verstorbenen Dr. med. William H. Fitzgerald entdeckt und erfaßt wurden.

Seine Entdeckung dieser zehn Zonengebiete des Körpers wurde der medizinischen Fachwelt im Jahre 1913 vorgestellt. Er wies auf die Tatsache hin, daß das Drücken und Streichen gewisser Zonen einen unbedingten Effekt hat, normale Funktion in allen Teilen einer bestimmten Zone hervorzurufen, ganz gleich, wie weit dieses Gebiet von dem Teil, auf den Druck ausgeübt wird, entfernt sein mag.

Er teilte den Körper in zehn Längengradzonen ein, fünf auf jeder Seite der Mittellinie des Körpers. Seine Theorie ist, daß diese Zonen ihren Ursprung im Daumen und dem ersten, zweiten, dritten, und vierten Finger haben, an der Hand und am Arm entlanglaufend, über das Gesicht und den Kopf, an der Vorder- und Rückseite des Körpers hinunter und in dem Fuß und den Zehen enden, die der Hand und den Fingern entsprechen.

Seine Erklärung der erzielten Ergebnisse ist, daß der menschliche Körper ein Elektro-Mechanismus ist. Unser Wissen um seine Entdeckung bezüglich dieser zehn Zonengebiete gibt uns den Schlüssel zur Genauigkeit in der Auffindung der verschiedenen Reflexe in den Füßen, die, wie wir festgestellt haben, die Endgebiete beeinflussen.

Spannung und Entspannung

Wenn jede winzige Zelle sich spannt und entspannt, so wie die Natur es vorgesehen hat, erfreuen wir uns ausgezeichneter Gesundheit und gesunder Füße. Falls jedoch irgendwo eine Verstopfung vorhanden ist und diese hundertprozentige Spannung und Entspannung beeinträchtigt, was finden wir dann?

Wenn durch falsche Lebensweise irgendeine Drüse träge geworden ist, dann läßt die normale Spannung und Entspannung nach. Das Nervreflexgebiet im Fuß, das sich auf das bestimmte Organ bezieht, ist dann empfindlich und läßt uns ohne Zweifel wissen, daß wir hier Beschwerden haben.

Augenblicklich besteht die Vermutung, daß diese Empfindlichkeit durch die Reizung der kristallinen Ablagerungen in dem Gebiet des Nervreflexes eines jeden betroffenen Teiles verursacht worden ist, und daß diese Empfindlichkeit durch die falsche Zirkulation der Flüssigkeiten zu und von den Füßen und relativ zu dem Kapillarsystem hervorgerufen wurde.

Die Natur wird ihren Teil tun

Die Natur wird ihren Teil tun, wenn wir ihr helfen können, ein normales Kreislaufsystem beizubehalten. Wir alle wissen, daß Kreislauf Leben ist, Stillstand Tod. Wenn wir nun einen einfachen Weg ausfindig machen, den Kreislauf durch Einwirkung auf die Verstopfung in den verschiedenen Gebieten der Nervreflexe in den Füßen zu erleichtern, wäre das nicht unserer sorgfältigen Untersuchung wert?

Was immer auch die Ursache dieser empfindlichen Reflexe sein möge, es ist hier unsere Aufgabe zu diskutieren, was geschieht, wenn diese Methode der Druckmassage angewendet und die Empfindlichkeit herausgearbeitet wird.

Da wir zu jedem Teil und Organ des Körpers einen Reflex in den Füßen finden, können wir genau bestimmen, ob jedes Organ richtig funktioniert, nämlich durch die Empfindlichkeit, die diese Arbeitsweise an dem bestimmten Reflex ans Tageslicht bringt.

Wenn Druck, auf gewisse Gebiete des Fußes ausgeübt, dem Patienten Schmerz bereitet, wissen wir, daß das dazugehörige Organ in Mitleidenschaft gezogen ist.

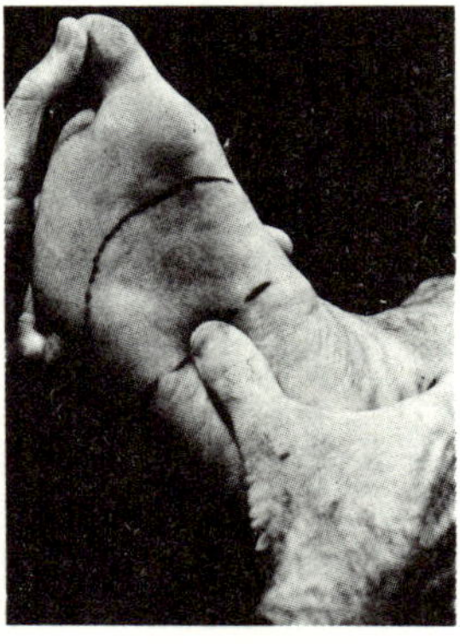

Abbildung Nr. 2
Stellung zur Massage des Reflexes zu den Nieren

Wenn die Nieren in Mitleidenschaft gezogen sind, werden Sie feststellen, daß der Nierenreflex empfindlich ist und zwar im direkten Verhältnis zu der Menge und möglicherweise der Größe der Kristalle und der Dauer der Zeit, in welcher sie sich angesammelt haben.

Sobald wir diese Druckmassage an den in Mitleidenschaft gezogenen Gebieten anwenden, wird Empfindlichkeit allmählich verschwinden. Die entsprechenden Organe werden wieder fähig sein, normal zu arbeiten, und die Symptome des Patienten werden verschwinden.

Eunice D. Ingham, Autor, und ihr Mann zeigen die beste Position zur Anwendung der Reflexologie-Methode an den Füßen

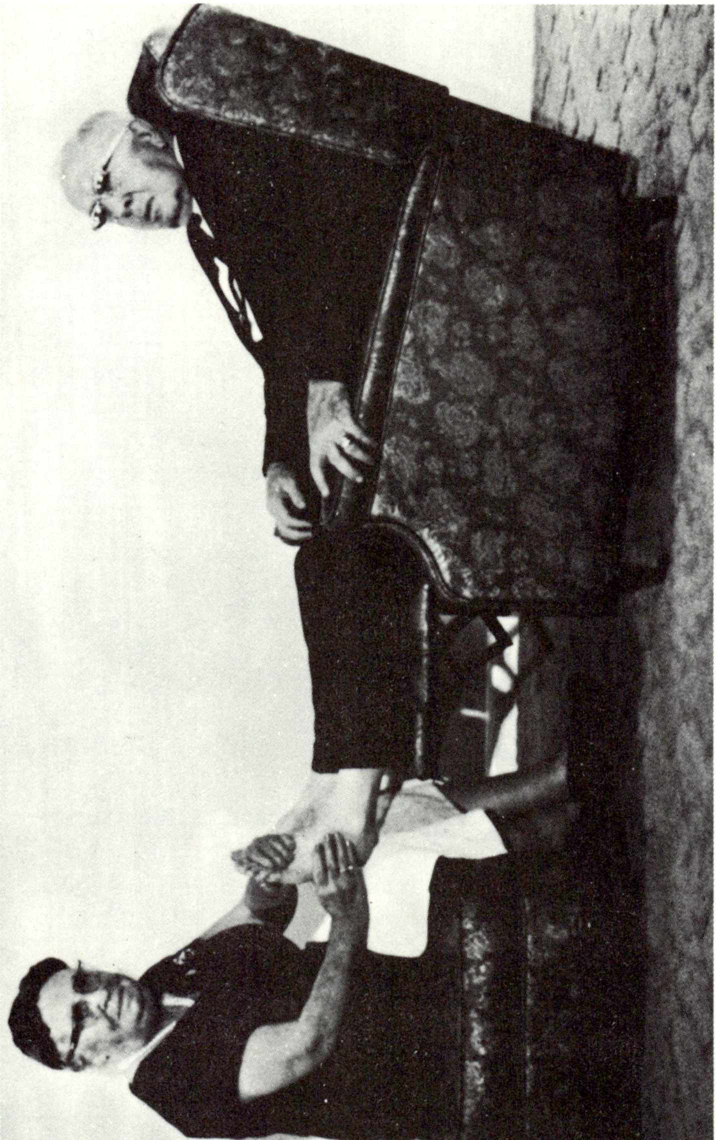

Schwindelgefühl

Wir werden oft gefragt, welche Ergebnisse diese *Drucktechnik* haben mag, Schwindelgefühl zu beseitigen. Zuerst muß man versuchen, die Ursache zu bestimmen; wir müssen herausfinden, welche Geschichte die Leber- und Gallenreflexe erzählen können. Es sollte nicht vergessen werden, was in dem Gebiet unserer Ohren stattfindet. Die innere Seite der Gehörmuschel enthält Röhren (halbrunde Kanäle), die mit Flüssigkeit gefüllt sind, und jede Beeinträchtigung der normalen Funktion dieser Flüssigkeit kann zur Störung des Körpergleichgewichts führen, was Schwindelgefühl, Übelsein, Seekrankheit usw. hervorrufen kann. Also darf man das Reflexgebiet zu den Ohren nicht vergessen, wenn man versuchen will, Vertigo, Schwindelgefühl und/oder Gleichgewichtsstörung zu beseitigen.

Die Verflochtenheit der Reflexe

Vergessen Sie nicht: Schmerz ist ein Zeichen der Natur, daß Schwierigkeiten bestehen.

Es ist schwierig, sich die Verflochtenheit der Reflexe vorzustellen. Es wird jedoch niemand ableugnen können, daß alle fremden Ablagerungen versuchen, die Nervimpulse durcheinander zu bringen, nicht nur in den Füßen, sondern auch in jedem Teil des Körpers.

So wie ein Gedanke, einmal in Bewegung gebracht, nie aufhört zu existieren, so wollen wir einmal ein paar Gedanken in dieser Richtung aufnehmen, so daß wir fähig werden, wirkungsvoll Erleichterung zu geben und Krankheiten unter bessere Kontrolle zu bringen.

Wissenschaftliche Massage

In der heilenden Kunst ist Massage als eine der ältesten akzeptierten Methoden anerkannt, die der Mensch in seinem uralten Versuch anwendet, Schmerz und Leiden zu lindern. Der Anfang wurde schon vor den Tagen der niedergeschriebenen Geschichte gemacht, vor etwa fünftausend Jahren. Von Massage wurde dreihundertachtzig Jahre vor der Geburt Christi schon gesprochen.

Im Jahre 1783 sprach Dr. Frances Holm über Reibung.

Im Jahre 1871 schrieb Dr. med. George Taylor, New York City, ein Buch von achthundert Seiten über Massage und deren Wirkung auf das Kreislaufsystem.

Niemand wird ableugnen, daß wissenschaftliche Massage benutzt werden kann, manchen Schmerz und manches Leiden zu lindern, wenn das Hindernis beseitigt und der Kreislauf freigemacht wird und auf diese Art den Nerven und der Muskulatur Stärkung gebracht wird.

Im alten Griechenland erkannte Hippokrates, Vater der Medizin, diesen Wert und lehrte ihn seinen Schülern.

Auch heute anerkennen Wissenschaftler ihren Wert und ihre erstaunliche Heilkraft.

Sie ist eine therapeutische Maßnahme, allgemein anerkannt und überall angewandt.

Wir können also durchaus davon ausgehen, daß durch richtige Zirkulation ein gesunder Körper seine eigene Medizin hervorbringen und einen chemischen Widerstand gegen zerstörende Krankheiten aufbauen kann.

Leistungsfähigkeit

Darf ich einen wichtigen Vorschlag machen, Ihre Leistungsfähigkeit zu steigern und wertvolle Zeit und Energie zu sparen, wenn Sie Massagebehandlung geben? Sie muß intensiver sein als der durchschnittliche Masseur sie geben kann!

Vermeiden Sie jedes Gespräch über Politik und Tagesgeschehen mit Ihrem Patienten. Solche Gespräche können Sie daran hindern, völlig gegenwärtig zu sein in Ihrer Fähigkeit, aus dem Gesichtsausdruck Ihres Patienten zu schließen, in welchem Moment Sie in *direktem Kontakt* mit diesen winzigen Nervreflexen sind. Sein Ausdruck und seine Reaktion, wenn Sie diese Schmerzimpulse finden, ist ein genauer Hinweis auf die Auffindung der Verstopfungsstelle, die durch diese Form der Druckmassage behandelt werden muß.

Nun können Sie ihm mit gutem Gewissen versichern, daß nach einer bestimmten, nicht zu langen Zeit diese Empfindlichkeit verschwinden wird. Falls er fragen sollte, wann, sollten Sie erklären, daß es davon abhängt, wie lange die Verstopfung schon besteht, und wie lange sich diese Gebiete nicht haben spannen und entspannen können, so wie die Natur es vorgesehen hat.

Konzentration

Ein großer Teil Ihrer Arbeit kann da stattfinden, wo Sie abgelenkt werden könnten. Wenn Sie jedoch *äußerst leistungsfähig* sein wollen, lernen Sie, sich darauf zu konzentrieren, was Sie *tun,* ohne Rücksicht auf die Bemühungen des Patienten, Ihnen seine Symptome oder seine Erfahrungen mit Doktoren und Schwestern während einer früheren Operation zu erzählen.

Selbstkonzentration ist sehr notwendig, damit Sie genau wissen, *wann* Sie sich von einem befallenen oder empfindlichen Nerv einem anderen zuwenden können, wenn genügend Druckmassage auf das empfindliche Gebiet angewendet worden ist.

Vernachlässigung der eigenen Konzentration wird Ihnen versagen, besondere Maßnahmen anzuwenden, die notwendig sind, das gewünschte Ergebnis zu erzielen.

Erläuterungen der Technik

Sie haben sicher schon sagen hören: »Es gibt nur eine Krankheit, körperlich oder geistig, und ihr Name ist Verstopfung.«

Wir wollen hoffen, daß jene, die fortschrittliche Methoden des beruflichen Weiterkommens befürworten, einen klaren Blick behalten und die *Ingham-Druckmethode der Reflexologie* untersuchen.

Einmalig, aber äußerst wirkungsvoll

Sie ist einmalig, aber äußerst wirkungsvoll, wenn sie wissenschaftlich angewandt wird — wie nachfolgend dargelegt:

Es ist der Gebrauch des Daumens, genau so wie Sie den rechten Daumen gebrauchen würden, um ein paar Zuckerkörner in der Fläche der linken Hand zu Pulver zu zerreiben.

Es ist nicht nur ein ständiger Druck, sondern eine langsam fortschreitende Zugbewegung, die wirkungsvoll ist in der Bearbeitung einer kristallinen Ablagerung zu dem Zweck, die Körnchen in den Arterien und Nervenden in den Füßen zu Pulver zu zerreiben.

Erfolgreicher Praktikant

Der erfolgreiche Praktikant beschränkt seine Aufmerksamkeit auf den entdeckten Zustand. Er konzentriert sich auf die Stärke des Druckes, den der einzelne Patient erdulden kann.

Lassen Sie den Patienten wissen, daß Sie ihm keine unnötigen Schmerzen oder Unannehmlichkeiten bereiten wollen. Er mag es als eine Art Torturbehandlung betrachten, so wie es manche tun. Es ist jedoch eigenartig, daß Patienten instinktiv fühlen, daß die Empfindlichkeit, die Sie lokalisiert haben, einen unnatürlichen Zustand anzeigt. Wenn Sie erklären, daß Sie sich bemühen, eine Verstopfung aufzulösen, und wenn Sie ihm dann eine gewisse Auskunft geben bezüglich der Prinzipien Ihrer Methode, wird er weiterhin in Ihrer Behandlung bleiben, bis jene Empfindlichkeit beseitigt worden ist, wenn er gesund werden will.

Zweifel

Es kann sein, daß Patienten ihre Zweifel zum Ausdruck bringen, ob diese Empfindlichkeit jemals durch die Druckmassage geheilt werden kann. Ein Herr sagte zu mir, als Antwort auf diese Behauptung: »Nun, vielleicht haben Sie recht. Ich bin es nicht gewöhnt, jemand Lügnerin zu nennen.« Ich antwortete: »Es hat bei anderen gewirkt. Warum sollte es nicht auch so sein in Ihrem besonderen Falle, es sei denn, Sie sind eine Ausnahme der allgemeinen Regel.«

Ich wurde sehr angenehm überrascht, denn bei ihm hat es sogar schneller gewirkt als üblich. Er wurde vor einer Operation an der Vorsteherdrüse bewahrt, für die schon alles vorbereitet war; sogar das Datum war schon festgelegt worden. Ich glaube, er hat meine Praxis nicht öfter als acht-

oder zehnmal besucht und seine Beschwerden waren vorbei. Er brauchte nicht mehr nachts jede Stunde aufzustehen, um Wasser zu lassen.

Die Zeitdauer, Erfolge zu erzielen, ist unmöglich vorauszusagen

Es ist unmöglich, auf die Frage zu antworten, *wie lange* und *wie viele* Massagebehandlungen nötig sein werden, die Empfindlichkeit zu beseitigen.

Ich finde, es hängt davon ab, wieviel Vitalität der Patient hat und wie er auf das starke Gift reagiert, das durch diese Druckmassage in den Blutkreislauf geworfen wird.

Wiederum hängt es auch davon ab, wie lange die Verstopfung vorhanden gewesen ist.

Ein chronischer Fall benötigt eine längere Zeitdauer zur völligen Heilung, während ein akuter Fall beinahe sofort Besserung bringen kann.

Wer menschliche Geschichte studiert hat, wird zugeben, daß der Mensch noch nicht alles gelernt hat, was es auf jedem Gebiet zu lernen gibt. Er wird wahrscheinlich auch nie alles lernen. Wissen, wie Zeit und Raum, scheint eine Unendlichkeit zu sein. Das Gefühl zu haben, daß man an einem Punkt angelangt ist, an dem man nichts mehr aufnehmen kann, ist eine große Gefahr.

Nur nicht überstürzen

Entscheiden wir nicht zu voreilig, daß eine Theorie falsch ist, ganz einfach aus dem Grunde, weil die Tatsachen nicht endgültig, unserem persönlichen Gedankengang angemessen, bewiesen sind.

Allgemein gesprochen kann man mit Sicherheit annehmen, daß nicht alle Doktoren, die in der Medizin ausgebildet sind, auch gleichzeitig gut in der mechanischen Behandlung von Krankheiten ausgebildet sind. Diese Situation bringt automatisch zwei verschiedene Meinungen hervor. Beide mögen richtig sein, was zu bestätigen scheint, daß die Funktionen des menschlichen Körpers und deren verschiedene Arbeitsweisen noch nicht völlig verstanden sind und daß noch eine große Menge von Tatsachen bewiesen werden müssen.

Zeit vergeht

Wenn die Zeit vergeht und wir geübter werden, sind wir besser in der Lage, endgültig unseren hochgeschätzten Kollegen der Medizin den Wert der Reflextherapie zu beweisen. So wie die Geschichte sich selbst wiederholt, werden wir daran erinnert, daß in der Medizin, was einmal nur als Theorie angesehen wurde, später akzeptierte Tatsache geworden ist.

Als Galileo seine Überzeugung darlegte, daß die Welt rund sei, wurde er beinahe gekreuzigt. Er wurde gezwungen, auf seinen alten Knien seine Worte zurückzunehmen und einzugestehen, daß die Welt flach sei.

Als Kolumbus nach Westen aussetzte, den Osten zu finden, konnte er nur einige Wenige dazu bringen, mit ihm zu segeln, einige Wenige, die an seine phantastische Mission glaubten. Pasteur, Edison, Bell und Fulton, alle wurden denunziert, herausgefordert und ignoriert, so lange, bis ihre Beiträge zur Wissenschaft nicht länger geleugnet werden konnten.

»Gesetzt den Fall, daß weise Männer so weit zurück gedacht hätten in der Geschichte, wie Ptolemäus, daß die Erde rund wie eine Apfelsine sei, so hätte keiner von denen jemals gesagt: ›Kommt mit mir, folgt mir, fahrt nach Westen und der Osten wird gefunden werden.‹«

Leicht zu bestimmen

Es ist leicht, die Lage jedes Nervimpulses zu bestimmen, wenn Sie mit dem Prinzip bekannt sind, daß der Körper in zehn Zonen geteilt werden kann. Hierauf beruht die *Ingham-Druckmethode der Reflexologie*, die früher als Zonentherapie oder als Druckmassage bezeichnet wurde.

Wenn diese Tatsache der vorhandenen Zonengebiete des Körpers bis jetzt als *Zonentherapie* bezeichnet worden ist, war sie mit der Druckmethode verbunden und angewandt, Schmerzen zu lindern oder zu verhindern. Sie kann auf jeden Fall zu einem bestimmten Vorteil gebraucht werden, wenn man dieses Resultat erzielen will. Ich möchte auf keinen Fall ihren Wert für diesen Zweck verneinen.

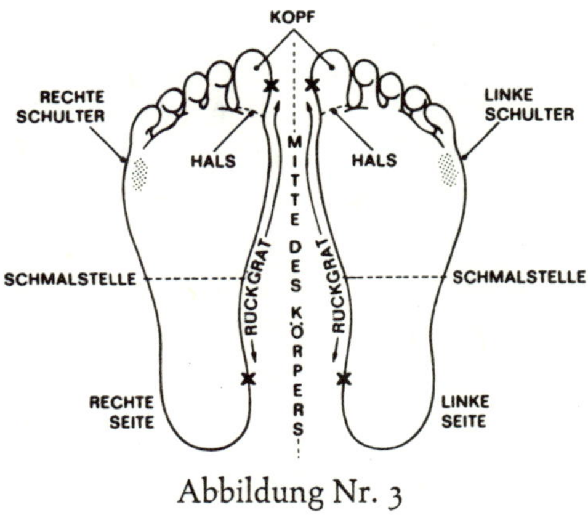

Abbildung Nr. 3

Hier jedoch setzen wir uns mit der Lehre der Zonentherapie auseinander, die uns auf ganz bestimmte Weise mitteilt, wo wir nach einem bestimmten Reflexgebiet in den Füßen suchen können, das wir mit dieser besonderen *Ingham-Druckmethode der Reflexologie* ansprechen wollen. Diese Methode entspannt überreichlich nervöse Störungen und löst die Verstopfung auf, von der wir *wissen*, daß sie existiert, wenn nur ein gewisser *Grad von Empfindlichkeit* in den Gebieten der Nervenden vorhanden ist.

Die Aufgabe des Schmerzes ist, verminderte Vitalität anzuzeigen. Daraus folgt: mit dem Schmerz teilt uns die Natur mit, daß Beschwerden bestehen.

Schmerz

Wie in »Taber's Cyclopedic Medical Dictionary« ausgeführt, ist Schmerz ein Schutzmechanismus des Körpers, eine unerfreuliche Reaktion der massiven Reizung der Gefühlsnerven, um unsere Aufmerksamkeit auf Störung der Funktion, Krankheit oder Verletzung eines Teiles zu lenken. Schmerz in den Reflexen, die wir mit dieser besonderen Technik entdeckt haben, ist kein Feind, sondern ein Verbündeter, ein Hinweis, wo Krankheit gefunden werden kann, da er unsere Aufmerksamkeit auf eine gestörte Funktion lenkt, die ein Ergebnis von Verstopfung in dem haarfeinen Kapillarsystem ist, in dem System, mit welchem sich die Natur bemüht, die wichtige Übertragung der Zirkulation von den Arterien zu den Adern auszuführen.

Zu erwartende Reaktionen

Sie werden oft überrascht sein über die verschiedenen Arten und Weisen der Reaktion, die die heilende Krise als Folge dieser Reflexarbeit hervorbringt. Behalten Sie den Fortschritt im Auge, den die Natur beiträgt, und auch das, was geschieht, wenn Sie diese Art der Druckmassage auf die empfindlichen Reflexe in den Füßen anwenden.

Vergessen Sie nicht: *Empfindlichkeit bedeutet Verstopfung,* die auf das Vorhandensein eines starken Gifts in jenen bestimmten Enden hinweist. Wenn durch Ihre Arbeit diese Verstopfung aufgelöst worden ist, ist die Natur durch das Kreislaufsystem aufgerufen worden, dieses starke Gift zu den Reinigungsorganen zu tragen, zu der Leber, den Nieren, Lungen, der Haut usw. Wenn diese durch eine schon bestehende Belastung ruhen, können Sie sich gut die verschiedenen Arten von Protest vorstellen, wenn eine neue Zufuhr dieses starken Gifts zum Ausscheiden freigemacht und aufgelöst wird.

Unmöglich vorauszusagen

Es ist unmöglich vorauszusagen, auf *welche Art und Weise* diese Reaktion sich offenbaren wird. Jede Person hat verschiedene Neigungen und ist ein Gesetz in sich selbst. Wir *wissen,* daß wir einen gewissen Grad nervöser Spannung erleichtern, um den Kreislauf des Blutes anzuregen. Dieses verstärkt wiederum die Vitalität, wodurch die Natur die inneren Gifte abstoßen kann.

Ich habe es sehr häufig gesehen, daß als Folge der oben angeführten Behandlung der Stuhlgang gezwungen wurde, sich zwölf- bis fünfzehnmal innerhalb vierundzwanzig Stunden zu bewegen, ohne auch die leichtesten Unannehmlichkeiten zu verursachen, die zum Beispiel als Durchfall empfunden werden, was nur eine Bestätigung der Natur ist, die versucht, ihre Pflicht zu tun.

Jetzt können Sie verstehen, *warum* ich so stark betone, daß es besser ist, diese Massagebehandlungen nicht öfter als zweimal in der Woche zu geben. Dieses bezieht sich besonders auf extreme Fälle, in denen eine große Menge Gift freigemacht und daher der Natur eine Gelegenheit gegeben werden muß, Reparaturen zu vollziehen.

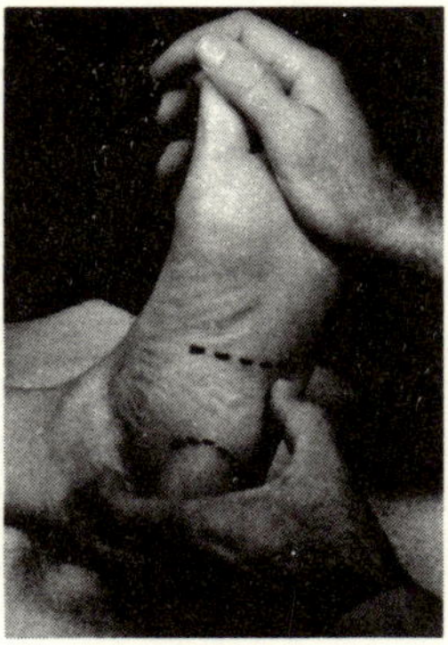

Abbildung Nr. 4
Stellung zur Massage des Reflexes zum Dickdarm

Kein menschliches Wesen kann unsere Krankheiten heilen, aber wir können der Natur helfen, unsere Kraft und unseren Widerstand zu erneuern, unnatürlichen Beschwerden, die uns befallen, entgegenzutreten und sie zu korrigieren. Gott sei Dank ist Heilung nicht völlig von unserem Glauben an eine bestimmte Methode abhängig. Jedoch ist es gut zu wissen, daß andere Menschen, unter ähnlichen Umständen, Erleichterung empfunden haben durch diese natürlichen Maßnahmen, der Natur zu helfen.

Man tut gut daran, den Glauben, die wichtigste Sprungfeder unseres Lebens, zu bewahren und sich an die Lehre der Bibel zu erinnern, daß »Glaube ohne Tat tot ist«. Aus diesem Grunde ist der Aufwand unserer Arbeit und die Art der Druckmassage, auf die Nervreflexe in den Füßen angewendet, ein wertvolles Mittel in Verbindung mit unserem Wissen und Vertrauen in ihre Versprechungen, die geeignet sind, unser Leben und eine nützliche Tätigkeit zu verlängern. Verstöße gegen die Gesetze der Natur sind die Wurzeln unserer Kümmernisse.

Zeitdauer

Wir haben festgestellt, daß *höchstens* zwanzig bis dreißig Minuten, gleichmäßig verteilt auf die verschiedenen empfindlichen Gebiete beider Füße, gewöhnlich für den durchschnittlichen Patienten genügen.

Wenn der Ausübende in unserer besonderen Technik zum sofortigen Auffinden dieser Reflexe ausgebildet ist, kann die gleiche Arbeit zufriedenstellend in der Hälfte der Zeit ausgeführt werden.

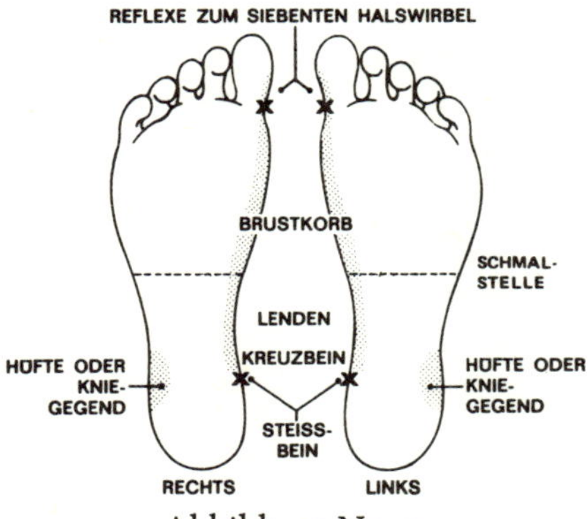

Abbildung Nr. 5

Meistens drückt der Patient seine Gefühle während der rückschrittlichen Periode ungefähr folgendermaßen aus: »Ich fühlte mich so schlecht, daß es nicht hätte schlimmer werden können, es könnte nur besser werden.« Dies wird wahrscheinlich nach der ersten, zweiten und dritten Behandlung geschehen, es hängt zu einem großen Teil von der Lebenskraft des Patienten ab, wie rasch er auf die Behandlung anspricht. Danach wird er ganz bestimmt eine Besserung spüren und nach jedem folgenden Besuch einen zusätzlichen Grad von Erleichterung.

Osteopathischer Begriff

Eine Verletzung des Rückgrats bedeutet einen unnatürlichen Zug an den Muskeln. Wenn wir diese übertriebene Spannung durch Kontaktaufnahme mit einem besonderen Reflex in den Füßen freimachen können, helfen wir, eine Verbesserung jener Verletzung des Rückgrats herbeizuführen. Dies geschieht, wenn die Natur entscheidet, ihre Arbeit allein zu tun, entweder durch die zuzügliche Entspannung durch unsere Reflexarbeit oder mit der Hilfe eines geschickten Arztes.

Es war mein Vorrecht, mit jenen zusammenzuarbeiten, die in der osteopathischen und heilpraktischen Behandlungsmethode versiert sind. Hier haben wir ohne jeden Zweifel bewiesen, daß die *Ingham-Druckmethode der Reflexologie*, auf die Rückgratreflexe in den Füßen angewandt, unschätzbare Hilfe brachte und zusätzliche Entspannung bei anderen verbessernden Maßnahmen hervorruft, ganz abgesehen davon, daß die Arbeit des Praktikers dadurch dauerhafter gemacht wurde.

Die Ergebnisse, die wir erzielen, lassen uns einen dauernden Erfolg erwarten.

Können wir die Tatsache, die durch unsere chiropraktisch und biologisch arbeitenden Ärzte bewiesen worden ist, leugnen, daß das Geheimnis eines größeren Teils unseres körperlichen Wohlbefindens im Zustand unseres Rückgrats liegt?

Die Rückenwirbel sollten gut durch Polster fester Knorpel voneinander getrennt sein, um einen ungehinderten Strom von Blut und Nervennahrung zu den verschiedenen Organen unseres Körpers zu ermöglichen.

Falls ein gewisser Grad von Empfindlichkeit in jenen Reflexen in dem Teil des Fußes, der sich auf das Rückgrat bezieht, gefunden wird, wird durch die Anwendung der Drucktechnik auf das bestimmte Gebiet die Muskelspannung, die den Rückenwirbel umgibt, vermindert.

Diese Spannung kann sich verzögernd oder hindernd auf die Verbesserung des unnatürlichen Zustandes auswirken, eine Verbesserung, die entweder durch die natürlichen Bewegungen des Körpers entstehen kann, was schon geschehen ist, wenn die Muskeln genügend entspannt waren, oder durch die Gewandtheit dessen, der auf diesem besonderen Gebiet ausgebildet ist.

Ein Muskel unter Anspannung ist auf dem Wege zu Tod und Verfall. Ein Muskel, der eine größere Last als seine normale Tragkraft erdulden muß, hervorgerufen durch übertriebene Anstrengung oder durch irgendwelche Verletzung, neigt dazu, sich zu kristallisieren und seine Spannkraft einzubüßen. Dann folgt das, was wir erwarten können, da Krankheit das Ergebnis von Überanstrengung ist. Jede Verrenkung verstärkt die Verzerrung. Behinderung der normalen Funktion bedeutet Druckspannung.

Wenn wir harmonisch mit der Natur zusammenarbeiten, sehen wir Resultate trotz der großen Lücken, die noch in unserer Forschungsarbeit bestehen.

Steißbeinreflex

Hier folgt ein Vorschlag, wie es uns möglich sein wird, Spannung in jenem Steißbeingebiet zu lindern, die wir so oft als Folge einer Verletzung durch einen Fall finden. Da dieses Gebiet am äußersten Ende des Rückgrats liegt, können wir gut verstehen, warum das die normale Funktion der verschiedenen Organe und Teile des Körpers beeinträchtigen oder stören könnte. Auf Abbildung Nr. 5 dieses Buches sehen Sie das Reflexgebiet als »unteres Lendengebiet« bezeichnet. Wenn Sie diese Linie bis zum äußersten Ende hinunterverfolgen, finden Sie das Gebiet des Steißbeins. Wenn es auch nur die kleinste Empfindlichkeit zeigt, arbeiten Sie sie heraus! Sie werden immer wieder erstaunt sein über die Ergebnisse, die erzielt werden.

Aufgeschlossen sein

Mögen wir einen aufgeschlossenen und empfindlichen Sinn behalten für die Ratschläge und Hilfe in der wissenschaftlichen Erklärung der Zugehörigkeit dieser Nervreflexe und deren direkten Verbindung mit dem verbundenen Gewebe.

Wir haben Grund zu glauben, daß die Ansammlung der Nebenprodukte des Stoffwechsels, der Verdauung und der Aufsaugung der Nahrung, Ablagerungen an den Nervenden verursachen. Diese Ablagerungen beeinträchtigen die normalen Nervimpulse in der Art, daß sie als Widerstand wirken, ähnlich wie ein Transformator, der den Strom in einer Leitung auf einen bestimmten Grad verlangsamt.

Im Falle des Transformators ist das natürlich als Verbesserung gedacht, während es sich in unserer Betrachtung als nachteiliger Faktor herausstellt. In jedem Falle wissen alle, die genügend Erfahrung mit unserer Arbeit haben, daß sie ganz bestimmt Ergebnisse hervorbringt.

Ich wünschte, es würde mehr Forschungsarbeit in dieser Richtung getan, und es würde mich freuen, von jedem Forscher über die neuen Entwicklungen auf diesem Gebiet zu hören.

Ein Gefühl der Demut

Wir wollen in aller Demut zugeben, daß wir nur ein gutgesinntes Instrument in der heilenden Kunst sind. Wenn ein Patient um Hilfe zu uns kommt und wenn sein Zustand durch diese Reflexmethode erleichtert werden kann, dann sind wir froh, daß wir genügend ausgebildet sind und etwas anwenden können, was für seinen besonderen Fall nötig ist.

Erinnern Sie sich daran: keine Methode in sich selbst ist vollständig für die Erleichterung jedes Patienten. Wenn es nötig ist, einen bestimmten Rückenwirbel auszurichten, um einer bestimmten Nervstörung Erleichterung zu verschaffen, sollte der Patient in der Behandlung eines Arztes sein, der in dieser besonderen Kunst des Heilens geübt ist. Wenn eine Operation nötig sein sollte, wie wir alle es von einigen Fällen wissen, sollte der Patient in den Händen eines Chirurgen sein.

Wir haben noch nie einen Nervimpuls gesehen, aber wir wissen, daß er vorhanden ist. Jede Störung vermindert die Schnelligkeit dieses Impulses. Nervengewebe ist empfindlicher als alle anderen Gewebe des Körpers.

Keine einzige Wissenschaft nähert sich der Vollkommenheit. Ein wenig Wissen hier und da, angewandt mit der bestimmten Methode, der Sie sich schon bedienen können, der leidenden Menschheit zu helfen, kann einen unschätzbaren Pluspunkt in Ihrem Erfolg darstellen.

Darf ich Sie dringend daran erinnern: Wenn Sie nicht gleich Erfolg haben, versuchen Sie es immer wieder. Verleugnen Sie die Methode nicht, wenn Sie nicht sofortige Erfolge erzielen. Sie können nämlich auch nicht erwarten, erfolgreich Klavier zu spielen ohne Kenntnis der richtigen Akkorde und wo und wie die Daumen und Finger auf die richtigen Tasten zu legen sind, um die gewünschte Harmonie zu erzielen.

Charakter

Haben Sie jemals bedacht, welchen wichtigen Einfluß unsere Drüsen auf die Art und Qualität unseres Charakters haben?

Wir senden andauernd eine gewisse Menge und Qualität von Schwingungen aus, die den Typ unseres Charakters zeigen. Wir alle möchten im Besitz eines angenehmen Charakters sein, aber um dies zu erzielen, müssen wir uns genau die Funktionen unserer Drüsen der inneren Sekretion ansehen.

Die freiwilligen Schwingungen sollen sich vom Gehirn durch das begeben, was wir mit unseren Augen sehen, mit unseren Stimmbändern sprechen, usw. Die Gefühlsphase unserer unfreiwilligen Schwingungen jedoch wird zu einem großen Teil von den Drüsen der inneren Sekretion kontrolliert.

Darum ist es so wichtig, daß wir aufpassen und jede Methode anwenden, die uns hilft, diese wichtigen Drüsen unseres Körpers in einem gesunden Zustand zu halten, wenn wir einen angenehmen Charakter haben wollen und Schwingungen erzeugen, die bessere Gesundheit anziehen. So wie einer der Eremiten-Schriftsteller gesagt hat: »Wer das Prinzip der Schwingungen versteht, hat das Szepter der Macht ergriffen.«

Die Chinesen sind der Meinung, daß magnetische Kräfte durch die Sohlen der Füße kommen, die als Empfangsstation wirken.

Prof. Rudolph Virchow hat einmal gesagt: »Die ewigen Feuer in dir glühen noch, sogar bis zu deinen Fuß-Sohlen.«

Gefühle

Unsere Gefühle sind die Hauptsprungfeder des Lebens, die treibende Kraft für gute oder schlechte Wirkungen. Wir können die Macht der Gefühle nicht von der des Geistes und der Gedanken trennen. Das erklärt, warum die Anzahl der an Magengeschwüren Leidenden mit den Aktienmarktberichten entweder steigt oder fällt. Es erzählt uns die Geschichte irgendwelcher falscher Drüsenausgleiche, die zweifellos durch überreichliche nervöse Spannung hervorgerufen wird.

Um einen unausgeglichenen Gefühlszustand zu berichtigen, müssen wir herausfinden, ob eine besondere Drüse mehr in Mitleidenschaft gezogen ist als eine andere.

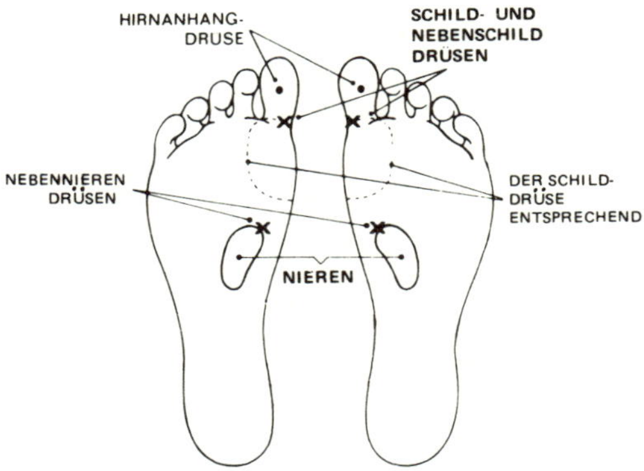

Abbildung Nr. 6

Wir werden den bestimmten Reflex zu *jeder* Einzel-Drüse ansprechen, um zu sehen, welche den höchsten Grad von Empfindlichkeit zeigt.

Die Drüsen arbeiten in beinahe vollständigem Gleichklang, doch wenn wir genau verstehen, *welche Geschichten die Füße erzählen können,* erfahren wir durch die Lage des höchsten Grades der Empfindlichkeit, *welche* Drüse insbesondere nicht fähig ist, sich zu spannen und zu entspannen, wie die Natur es vorgesehen hat, um kristalline Ablagerungen daran zu hindern, sich in dem bestimmten Reflexgebiet der Drüse anzusammeln.

Diese Entdeckung vorausgesetzt, machen Sie sich daran, die Verstopfung herauszuarbeiten, die für diese Empfindlichkeit verantwortlich ist, damit *jede* Drüse wieder ihre eigene bestimmte Pflicht erfüllen kann, die richtigen Hormonausstöße auszulösen, die von der Natur für einen gesunden Geist und Körper angefordert werden. Ihr Patient wird dann in der Lage sein, normal und klar zu denken und die zusätzliche Belastung nutzloser Gefühle, wie Furcht und Sorge, wird verschwinden.

Es gibt eine berechtigte Besorgnis, die nicht schadenbringende Furcht ist und die von einem gesunden Geist stammt, doch Besorgnis, einem ungesunden Drüsensystem entspringend, vermehrt die Last von morgen um die bereits heute vorhandene und bewirkt eine zusätzliche Belastung durch nutzlose Gefühle.

Reue kommt Sorge gleich. Es gibt Seiten in der Geschichte unseres Lebens, von denen wir wünschten, daß wir sie nicht geschrieben hätten. Geht es uns nicht allen so? Geschehnisse in unserem Leben zu bedauern, die wir vielleicht noch berichtigen können, ist gut und schön. Unser Bedauern wird dann eine von Gott gegebene Gefühlsstörung, und wir können die Tür hinter der Entscheidung von gestern schließen und auf den heutigen Tag schauen, denn er ist Leben.

Betrachte diesen Tag

Betrachte diesen Tag!
Denn er ist Leben, das wahre Leben des Lebens.

In seiner kurzen Zeitspanne liegen all die
  Wahrheiten und Wirklichkeiten deiner Existenz:
Die Wonne des Wachsens;
Die Herrlichkeit der Tat;
Der Glanz der Schönheit;
Denn das Gestern ist schon ein Traum,
  und das Morgen ist nur ein Traumbild.

Aber das Heute, wohl gelebt, macht jedes Gestern
zu einem Traum von Glückseligkeit und jedes
  Morgen zum Traumbild der Hoffnung.

Betrachte wohl darum diesen Tag!
Denn das ist der Gruß der Dämmerung!

Dem Sanskrit entnommen

Die Macht des Denkens

Was stärkt das belastete Gemüt wohl mehr als ständiger Frohsinn? Dessen Kraft und seine Wirkung auf den menschlichen Körper kann nicht stark genug unterstrichen werden. Er ist mit einem gesunden Saldo auf Ihrem Bankkonto zu vergleichen.

Alles, was mit dieser körperlichen Gesundheitsmaschine zusammenhängt, arbeitet nach Gottes großen Gesetzen der Natur, und wir geben ihr den größten Aufschwung, wenn wir fröhlich und glücklich sind.

Wer kann einen gleichartigen Ersatz für ein glückliches und gesundes Heim anbieten? Die Macht des Denkens kann uns leben oder sterben lassen. Ja, die Macht unserer Gedanken kann uns ein glückliches und gesundes Leben führen lassen oder unseren Körper mit Gift anfüllen und Schmerz und Krankheit hervorbringen.

Laßt uns neunzig oder hundert Jahre leben *wollen,* nicht nur so sagen, sondern es wirklich meinen und daran glauben, daß es getan werden kann.

Wir können wirklich eine Katastrophe durch unsere negativen Befürchtungen und Gedanken herbeiführen und manch ein ernstlicher Zustand wird durch diese negativen Gedanken auf die Funktion unserer Drüsen verursacht, weil sie das normale Gleichgewicht des Stoffwechsels ändern.

Furcht ist ein Gift, das jeden Teil des menschlichen Organismus angreifen kann.

Einfluß der Sorge

Das Wort »Sorge« entstammt einem alt-sächsischen Wort, welches »würgen« bedeutet. Dies stimmt mit der Idee überein, die wir darzulegen versuchen, daß man einen Teil des normalen Blutvorrats zu den verschiedenen Teilen des Körpers abwürgen kann, wenn man nicht aufhört, sich unnötige Sorgen zu machen.

Einige Autoritäten haben uns gesagt, daß Kreislauf Beachtung fordert. Wenn wir dies im Sinne behalten, wäre es ein guter Weg, manchem unangenehmen Zustand abzuhelfen, indem man die Kunst des Vergessens übt. Ein Mensch ist das, was er vergißt. Das Kennzeichen eines Genies ist, daß er weiß, *was* vergessen sein sollte.

Wenn wir uns auf die Bibel beziehen, finden wir denselben Gedanken von Apostel Paul in seiner Epistel an die Philipper, Kapitel 3, Verse 13 bis 15, ausgedrückt: »Eines aber sage ich: Ich vergesse, was da hinten ist, und strecke mich zu dem, das da vorne ist, und jage nach dem vorgesteckten Ziel, nach dem Kleinod, welches enthält die himmlische Berufung Gottes in Christo Jesu. Wieviele nun unser vollkommen sind, die lasset uns also gesinnt sein.«

Wie wichtig ist es darum für uns zu erkennen, daß jemand, der voller Furcht und Sorge ist, starr wird und unfähig, sich zu entspannen. Der Kreislauf wird in bestimmten Gebieten teilweise abgewürgt, die winzigen haarfeinen Röhrchen in den Füßen werden von den kristallinen Ablagerungsformationen abgewürgt und behindern dadurch die Zirkulation und die normale Übertragung des Blutes von den Arterien zu den Adern. Das Ergebnis ist die Empfindlichkeit, der wir begegnen, wenn wir diese speziellen Reflexe in den Füßen ansprechen.

Sind wir nur halb lebendig?

Solange wir lebendig sind, müssen wir leben. Wollen wir nur halb am Leben sein, oder wollen wir unsere Sorgen überwinden und unter denen sein, die bis in die Fingerspitzen aktiv und lebendig sind?

Wieviele sind krank, weil sie nicht in der Lage sind, ihre Gefühle zu ordnen, das Gesetz Gottes nicht anerkannt haben. Der menschliche Körper ist eine äußerst verwickelte Maschine, die des besten Wissens und der besten Anstrengung wert ist, sie in perfektem Arbeitszustand zu halten.

Begrenzung und Furcht

Unsere einzige Begrenzung der Leistungen von morgen sind unsere Befürchtungen von heute. Ungeachtet dessen, welcher Methode wir uns bedienen, unnatürliche körperliche Zustände zu verbessern, wenn die oben angeführte Begrenzung besteht, wird auch unser Erfolg begrenzt sein.

Es würde guttun, das mentale Verhalten Ihrer Patienten zu studieren, um den Fortschrittsgrad zu bestimmen, den Sie zu erreichen hoffen. Wo Furcht und Angst die Funktion der Drüsen beeinflussen, wird es länger dauern, Ergebnisse zu erzielen. Sehr oft kann dieses auf einen Zustand zurückgeführt werden, bei dem die Atmosphäre in der Kindheit eine wichtige Rolle spielt.

Sehr oft ist es ratsam, diese Möglichkeit mit Ihrem Patienten zu besprechen. Es kann ihm helfen, sein geistiges Verhalten zu ändern und eine entspannende Wirkung auf sein Nervensystem haben.

Kein Zeitmaß für eine deutliche Besserung

Die Tatsache, daß Angst mehr und mehr ein gleichartiger Faktor ist, der hinter der Ursache vieler Fälle schlechter Gesundheit liegt, führt uns wieder vor Augen, daß es unmöglich ist, eine feststehende Regel zu haben, wie schnell wir mit einer deutlichen Besserung rechnen können.

Wenden Sie sich nicht von Ihrer Reflexarbeit ab, wenn Sie nicht gleich Erfolg haben sollten, denn sie ist keine Zauberei, die mit Hokus-Pokus-Worten und Gestikulieren verbunden ist. Stattdessen ist sie eine wissenschaftliche Weise, die Nervimpulse in den Füßen anzusprechen, die sich auf die verschiedenen Organe im Körper beziehen, und eine Methode, die Drüsen der inneren Sekretion anzuregen.

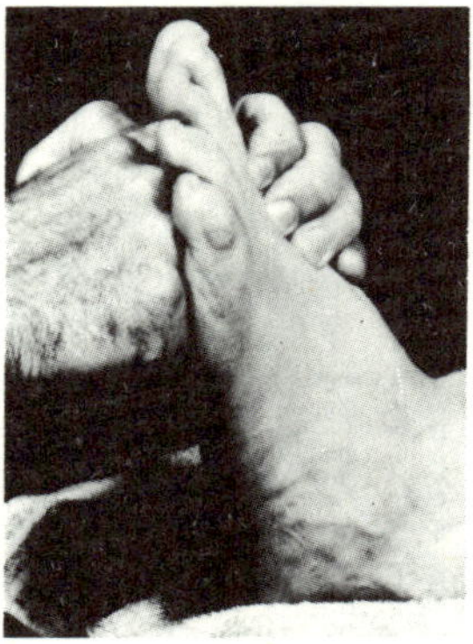

Abbildung Nr. 7
Stellung, um die Muskeln der Schulter und des Nackens zu entspannen

Ich ersuche Sie, diese *Ingham-Druckmethode der Reflexologie* zu erproben, wenn jemand zu Ihnen kommt, der Entspannung braucht.

Lernen Sie die *korrekte* Arbeitsweise, diese verschiedenen Reflexe, in denen irgendein Grad von Empfindlichkeit gefunden werden kann, anzusprechen; und dann arbeiten Sie ihn heraus. Man kann das nicht über Nacht tun. Lassen Sie es mich noch einmal sagen, die Zeitdauer hierfür hängt davon ab, wie lange die Verstopfung bestanden hat und wie nahe Sie der Vervollkommnung der Kunst sind, die empfindlichen Reflexe zu finden, die bearbeitet werden müssen.

Zorn

Zorn verursacht Gift! Erzeugen Sie darum nicht mehr Unwillen, als Sie fähig sind zu kontrollieren.

Lassen Sie den wilden Kräften der Natur keinen Freiheitsraum, die den Körper mit dem Gift des Zorns anfüllen, den Sie gefühlsmäßig nicht kontrollieren können.

Zorn produziert mehr Gift als Furcht.

Irregeleiteter Zorn wird ein zerstörendes Element.

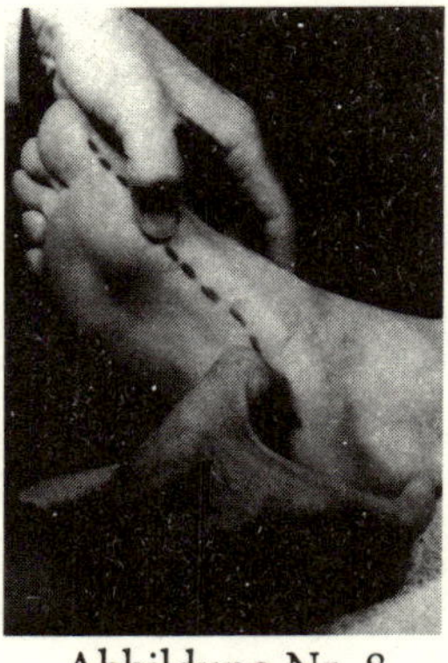

Abbildung Nr. 8
Stellung zur Massage der Reflexe zum Rückgrat (beide Füße)

Wieder einmal möchte ich Ihre Aufmerksamkeit auf die weisen Worte in der Bibel richten, die Sprüche Salomons, Kapitel 16, Vers 32: »Ein Geduldiger ist besser als ein Starker, und der seines Mutes Herr ist, als der, der Städte gewinnt.«

Hormone

Es wird heutzutage viel geschrieben über die Hormone und deren Wichtigkeit für unser Wohlbefinden.

Wir gebrauchen den Begriff Hormone, um eine chemische Substanz zu beschreiben, die durch die verschiedenen Drüsen unseres Körpers hervorgebracht wird.

Wenn wir von Hormonen sprechen, richten wir Ihre Aufmerksamkeit auf eine chemische Substanz wie die, die von einer Drüse hervorgebracht wurde und dann auf eine andere Drüse oder ein anderes Organ des Körpers übertragen wurde, um eine spezielle Wirkung hervorzurufen.

Da der Hirnanhang das Funktionieren der anderen Drüsen beherrscht, ist es die Chemikalie, die von dem vorderen Lappen des Hirnanhangs produziert und als Hormon angesprochen wird und eine bestimmte Substanz aussendet, die die Kraft hat, die Adrenaldrüsen zu beeinflussen.

Das Hormon, das von dem vorderen Lappen produziert wird, wirkt nicht nur auf die Adrenaldrüsen, sondern auch auf die Eierstöcke. Es spielt eine wichtige Rolle in der Schwangerschaft und ist ein tätiger Mitarbeiter in der normalen Menstruation. Das Hormon, das von dem rückwärtigen Lappen des Hirnanhangs produziert wird, ist mehr als ein Regler tätig und ist eine wichtige Substanz für normale Herzmuskeln, einen normalen Herzschlag und eine höchst wichtige Substanz zur Erweiterung der Arterien.

Es ist ein Hormon, eine chemische Substanz, von dem vorderen Lappen des Hirnanhangs, das sich mit dem Insulin verbindet, um den Kohlehydratstoffwechsel, die Verdauung und Auflösung von Stärke und Zucker zu regulieren. Jetzt können Sie verstehen, warum ich nachdrücklich anrate, daß Sie die Reflexe zum Hirnanhang bearbeiten, wenn Sie mit irgendwelchen Fällen von Zuckerkrankheit arbeiten. Vergleichen Sie mit meinem 1. Buch: »*Geschichten, die die Füße erzählen können*«, — *Schritte zur besseren Gesundheit* — den Abschnitt über »Zuckerkrankheit«!

Unmöglich zu unterscheiden

Es ist unmöglich, diese beiden Lappen von den Reflexen her zu unterscheiden, weil der Hirnanhang so klein ist. Aber ich muß es immer wieder sagen: *finden* Sie den empfindlichen Reflex und arbeiten Sie ihn heraus, ganz gleich, ob der vordere oder hintere Lappen fehlerhaft arbeitet. Sie arbeiten, um die normale Funktion dieser Hauptdrüse wieder zu erreichen.

Wenn Sie sich irgendwie unwohl fühlen
und nicht wissen, wieso und warum,
lassen Sie Ihre Füße die Antwort geben,
suchen Sie nach der empfindlichen Stelle
und arbeiten Sie sie heraus.

Seien Sie nicht beunruhigt, wenn Ihnen die genaue Bedeutung der gerade erzählten Geschichte nicht ganz klar ist. Behalten Sie nur im Sinn, daß *jeder* empfindliche Reflex seine eigene Geschichte erzählt. Ob Sie die Geschichte gleich beim ersten Mal akkurat lesen können, hat nicht viel zu bedeuten. Es wird Sie nicht hindern, gute Ergebnisse zu erzielen. Sie werden auf jeden Fall den wunden Punkt *finden,* ungeachtet dessen, ob Sie die Antwort wissen oder nicht.

Etwas, woran man sich erinnern muß

Wenn Sie diese Art der Reflexarbeit anwenden, tun Sie gut daran, sich zu erinnern, daß Sie nur eine bestimmte Form der Drucktechnik auf die Reflexe in den Füßen ausüben. Sie bestimmen keine Krankheit, sie schreiben keine Rezepte. Sie praktizieren in keinem Fall Medizin. Sie benutzen nur ganz einfach eine Reflexmethode, um die Nervenanspannung zu erleichtern und den Kreislauf anzuregen, so daß die Natur die normalen Funktionen der verschiedenen Drüsen und Organe des Körpers wieder herstellen kann.

Verwandtschaft der Drüsen

Es ist wichtig, soviel Wissen wie möglich über die ungeheure Anzahl der Verschiedenheiten und der Auswirkungen zu erlangen, die der Zerrüttung des Drüsensystems und dessen anscheinend exzentrischen Mitgliedern entspringen.

Ich habe eine ganze Menge von einem äußerst lehrreichen Buch gelernt, das ich kürzlich der Bibliothek entliehen hatte, betitelt »Was wir sind und warum«, von Laurence H. Mayers, Dr. med., Professor medizinischer Forschung in der Medical School of Western University. Es handelt von seinen Entdeckungen in Fächern wie »Was sind die Ursachen der Handlungsweise?« und »Warum werden wir groß oder fett oder kriminell oder sittlich?«

Soweit Dr. Mayers herausgefunden hat, liegen die Ursachen in der Funktion der endokrinen Drüsen (Ausscheidungsdrüsen), die durch unseren ganzen Körper verteilt sind. Er hat Serienfotografien von Menschen gemacht, zehn Jahre alt, zwanzig, dreißig, um zu zeigen, wie ein zehnjähriges Kind, das Ziegenpeter gehabt hat und dadurch in der normalen Funktion dieser Drüsen gestört worden ist, anormal, ungeheuer groß, ungeheuer fett oder moralisch aus dem Gleichgewicht gebracht wurde. Auch läßt er uns wissen, daß die Störung einer Drüse eine Funktionsstörung einer anderen verursachen kann, was zu einer Stoffwechselstörung führen und sich im Knochenbau zeigen kann; ein Verwandtschaftssystem, das bis jetzt nur teilweise erklärbar ist.

Wie ich schon früher gesagt habe, und hier wiederholen möchte, wenn der Reflex zu irgendeiner Drüse empfindlich ist, versuchen Sie auch den der anderen Drüsen, um sicher zu gehen, daß Sie die *wirkliche Ursache* der Störung bei Ihrem Patienten herausfinden.

Wenn Sie einen Fall behandeln, der nur als »Nerven« bezeichnet worden ist, erinnern Sie sich daran, daß Dr. Mayers uns erzählt hat, daß die Schilddrüsenhormone Jod enthalten, ohne das Leben und gesunde Vernunft nicht existieren können, und daß ein jeder von uns durch nur ungefähr zwei Milligramm Jod, welches täglich von der Schilddrüse hervorgebracht wird, vor Geisteskrankheit (Idiotie) geschützt wird.

Kann eine Drüse durch Operation entfernt werden?

Einige dieser wichtigen Drüsen können teilweise entfernt werden und doch kann der verbleibende Teil jener Drüse dahin gebracht werden, die Arbeitsleistung soweit zu vergrößern, wie sie der Körper für eine beinahe normale Funktion benötigt.

Wenn keine Operation ausgeführt worden ist, können wir Ergebnisse schneller erwarten. Doch trotz irgendeiner Operation, die vor Ihrer Arbeit stattgefunden haben mag, bin ich sicher, daß kein Schaden folgen kann, denn mit dieser Methode wird ganz einfach der Zustand normalisiert, wird der Natur geholfen, wirkungsvoller zu arbeiten.

Wir müssen zugeben, daß wir ohne Drüsen in unserem Körper aufhören würden zu existieren. Daran können wir sehen, *wieviel* von unserem Wissen über solch wichtige Organe in unserem Körper abhängt, und daß wir alles daransetzen sollten, perfekte Harmonie in der Ausführung ihrer Pflicht zu sichern.

Wir stellen fest, daß Furcht, Sorgen, Trauer und Enttäuschung direkte Feinde des Wohlbefindens dieser Drüsen sind. Sehr oft sind diese Feinde nur unter Schwierigkeiten auszurotten und nicht bevor beträchtlicher Schaden durch ihre Gefühlsstörung angerichtet worden ist. Wenn wir diese Drüsen durch die Hinwegschaffung der überreichlichen Spannung stärken und ihnen mit einer besseren Blutzufuhr Nahrung geben können, werden sie wieder fähig sein, normal zu funktionieren und dem Patienten eine vernünftige Lebensanschauung geben.

Jedem Problem kann man entgegentreten und es zufriedenstellend lösen, wenn wir uns ihm mit einem gesunden Gedankengang und Körper gegenüberstellen. Vergessen Sie nicht, daß es zu einem großen Teil uns überlassen ist, in welcher Art und Weise wir den Konflikten begegnen, die sich auf unseren Wegen ausbreiten.

Mangelhafte Drüsen

Ich habe oft das Gefühl, daß ich mich darauf spezialisieren sollte, denen zu helfen, die an mangelhaften Drüsen leiden, besonders wenn wir beweisen können, daß die Ursache nicht ausschließlich eine Gemütsverfassung ist.

Alle, die diese korrigierende Methode erfolgreich benutzt haben, stimmen mir vorbehaltlos zu, daß das Geheimnis unseres Erfolges in der Erleichterung einer Anzahl von unnatürlichen Zuständen in der Entspannung liegt, die durch die Anwendung dieser besonderen Methode, als die *Ingham-Druckmethode der Reflexologie* bekannt, ermöglicht wird.

Diese Methode, auf die Reflexe der Füße angewandt, löst nicht nur die Ansammlung an jenen Endpunkten auf, sondern entspannt ganz unbedingt die Überspannung, die für so viele Krankheiten der heutigen Zeit verantwortlich ist.

Aus diesem Grunde ist es nur vernünftig, davon überzeugt zu sein, daß Sie mit diesem Wissen, das uns zur Verfügung steht, Ergebnisse in praktisch jedem Zustand erreichen, dem durch Entspannung der Nervenspannung geholfen werden kann, indem der Kreislauf und die Lebenskraft angeregt werden, damit die Natur die Kraft hat, die angesammelten Gifte abzustoßen.

Solarplexus

Unsere nächste Betrachtung bezieht sich auf den Solarplexus, ein Zentrum des Nerveneinflusses, ein großes Nervennetzwerk, dessen Nerven in alle Teile der Bauchhöhle ausstrahlen; manchmal auch das Gehirn des Bauches genannt.

Es liegt hinter dem Magen und vor dem Zwerchfell.

Es verteilt feine, fadenähnliche Nerven an alle Abzweigungen der Vorderseite der Bauchaorta, den Teil der Aorta unter dem Zwerchfell und die suprarenalen (Adrenal) Drüsen.

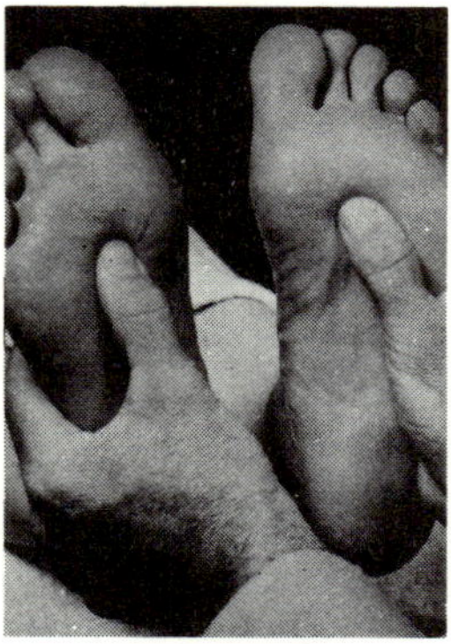

Abbildung Nr. 9
Stellung zur Entspannung des Solarplexus

Mit dem Daumen der rechten Hand berühren Sie den Reflex des Solarplexus im linken Fuß Ihres Patienten. Dann legen Sie den Daumen der linken Hand auf den Reflex im rechten Fuß. Nun wenden Sie einen ständigen Druck zur gleichen Zeit auf beide Füße an. Verstärken Sie den Druck während der Patient tief einatmet; vermindern Sie dann allmählich den Druck während der Patient ausatmet. Wiederholen Sie dieses sechs- oder achtmal im Takt. Sie werden wahrscheinlich sofort einen Ausdruck der Entspannung bemerken.

Mit der oben umrissenen Methode werden Sie ganz bestimmt das Zwerchfell beeinflussen, eine Muskelwand, die den Brustkorb vom Magen trennt.

Können Sie sich die Wichtigkeit in der Erhaltung der normalen Elastizität dieses Muskels vorstellen, wenn wir für die lebenspendenden Kräfte, die uns umgeben, aufnahmefähig bleiben wollen und durch die der Akt der Wiederherstellung ständig ausgeübt wird?

Jedesmal, wenn ein Muskel sich zusammenzieht, hat es eine pressende Wirkung auf die Blutgefäße, besonders auf die Adern, und hilft damit dem Kreislaufsystem.

Je mehr wir eine Elastizität dieses Muskels (Zwerchfell) beibehalten, desto leichter wird es uns fallen, Sauerstoff einzuatmen, diese lebenspendende Kraft, ein notwendiges Element, das uns hilft, das starke Gift in unserem Körper zu verbrennen.

Der Hirnanhang

Ich werde mich bemühen, in diesem Kapitel zu erklären, wie durch die Drucktechnik — angewandt auf das Reflexgebiet, das zum Hirnanhang führt — wunderbare Ergebnisse erzielt werden. Dieser Reflex liegt in der Mitte des Polsters jeder großen Zehe. Siehe Abbildung 6.

Die Hauptdrüse liegt an der Basis des Gehirns. Deshalb müssen wir uns daran erinnern, daß jede Verhärtung im Nacken oder dessen Umgebung ganz bestimmt die Blutzufuhr vermindert und das normale Funktionieren dieser wichtigen Drüse beeinträchtigt. Dieser Zustand würde nicht vorhanden sein, wenn die Drüse mit dem von der Natur vorgesehenen Kreislauf versorgt sein würde.

Dem Hirnanhang darf diese lebenspendende Kraft nicht entzogen werden, sei es durch Überspannung oder Verletzung, denn verheerende Ergebnisse würden folgen. Sehr oft verursacht dies eine Unfähigkeit, vernünftig zu denken. Haben wir nicht alle Gemütsstörungen gesehen, die auf nervöse Spannung zurückgeführt werden konnten, die die Blutzufuhr zu dieser Drüse verhindert hatte?

Hier haben wir die hauptsächliche Ursache vieler Nervenzusammenbrüche.

Dieses Gift oder dieser Abfall im Blutstrom kann mit einem Abfluß-System verglichen werden, in dem die Abflußrohre von einem Klempner bearbeitet werden müssen. Er nimmt den Stock mit der Gummikappe, füllt das Becken mit Wasser und beginnt, auf- und niederzustoßen, dadurch schafft er ungeheuren rhythmischen Druck und befreit so das Rohr von der Verstopfung. Das Wasser beginnt zu fließen und der Kreislauf ist durch die Arbeit dieser Pumpe wiederhergestellt.

Damit haben wir gezeigt, wie wichtig diese Methode der Drucktechnik ist, wenn sie nervöse Spannungen soweit erleichtern kann, daß eine erneute Zunahme des Kreislaufes durch die Schaffung eines pulsierenden Systems hervorgebracht werden kann, welches jede kristalline Ansammlung aus dem Blutstrom löst, sie in einen Schwebezustand bringt und dadurch schließlich hinweggeschafft werden kann.

So wie man Wasserdruck und Durchfluß vermindert, wenn man auf einen Gartenschlauch tritt, verlangsamt Druck auf die Nerven die Körperfunktionen. Normale Nervenkraft hängt von normalem Kreislauf ab.

Lassen Sie mich eine interessante Erfahrung wiederholen, die ich vor nicht allzu langer Zeit hatte. Herr D., seit dreißig Jahren Oberschullehrer, war nach dem Schuljahr so nervös und erschöpft, daß er glaubte, er müsse sterben. Er war davon überzeugt, daß er ernstlich krank sei. Er hatte einen Spezialisten nach dem anderen besucht, alle machten zahlreiche Proben, sorgfältige Untersuchungen, Röntgenaufnahmen usw. Keiner hatte Erfolg gehabt, irgendwelche ernstlichen Beschwerden zu finden. In seiner Gemütsverfassung hielt er sie alle für untüchtig. Er konnte nicht mehr schlafen und erzählte mir, daß er nachts mit nur zwei Gedanken umherlief — Mord und Selbstmord.

Kaum hatte ich seine Füße in meinen Händen, fand ich schon heraus, welche *Geschichten sie zu erzählen bereit waren.* Genau wie ich es erwartet hatte, waren die Diagnosen der Ärzte korrekt. Es war kein körperliches Leiden vorhanden, abgesehen vom Zustand seiner Nerven.

Mit der Kante meines Daumens preßte ich tief in das Polster jeder großen Zehe, in den Reflex zum Hirnanhang. Er sagte, es fühlte sich an, als ob ein Glassplitter in ihn hineinsteche. Die Seiten jeder großen Zehe waren empfindlich und bewiesen damit, daß er große Verhärtungen im Nacken hatte. Diese verhinderten die richtige Zirkulation zu seinem Gehirn und unterbanden somit die normalen Nervimpulse zu diesem wichtigen Gebiet, das das Nervensystem beherrscht.

Dann bearbeitete ich die Drüsenreflexe, die genauer in meinem Buch »*Geschichten, die die Füße erzählen können*« erklärt sind. Es war jedoch nur eine leichte Empfindlichkeit in diesen Reflexen vorhanden, ebenso wie im Schilddrüsenreflex, der unter der Wurzel der großen Zehe liegt, dem

Reflex der Adrenaldrüse über dem Nierenreflex in der Mitte des Fußes und dem der Vorsteherdrüse, gleich unter dem Knöchel. Seine Gemütsverfassung hatte ihn dazu gebracht, sich zu sorgen und sich vorzustellen, daß er ernste Krankheiten habe (siehe Abbildung 6).

Nach ungefähr zehn oder fünfzehn Minuten Drucktechnik, mit Unterbrechung tief auf diese verschiedenen Reflexe angewandt, ließ der Schmerz allmählich nach. Und nun begann er, sich zu entspannen. In jener Nacht schlief er ganz natürlich mehrere Stunden, ohne ein Beruhigungsmittel. Drei Tage später sah ich ihn wieder. Die Behandlung wurde nicht eher wiederholt, weil die Natur sich erst allmählich an die Entspannung gewöhnen mußte, die durch meine Arbeit eingetreten war.

In zwei oder drei Wochen war die Empfindlichkeit verschwunden, und er konnte nachts wieder schlafen. Es war ermutigend zu sehen, daß er eine ganz andere Lebenseinstellung annahm. Da er sich sehr viel besser fühlte, nachdem er noch ein paar Behandlungen bekommen hatte, versuchte er, die empfindlichen Stellen selber zu finden und zu massieren. Ich unterstützte ihn darin, da ich ihm die von mir angewandte Methode erklärt hatte und wie genau sie ist in der Bestimmung der Ursache der nervösen Spannungen. Er hörte auf, sich Sorgen zu machen, und als die Schule wieder anfing, war er in ausgezeichneter Verfassung und bereit, seinen Unterricht wieder aufzunehmen.

Schlaflosigkeit

Ich habe ausgezeichnete Ergebnisse mit Fällen von Schlaflosigkeit durch die Anwendung der *Ingham-Druckmethode der Reflexologie* auf die Reflexe, die zu dem Hirnanhang führen, erzielen können.

Wir alle wissen, welche verheerenden Folgen andauernde Schlaflosigkeit haben kann. Ich bitte Sie, genau zu verfolgen, was ich Ihnen vermittle, um nervöse Spannungen zu beseitigen, die durch ein schadhaftes Arbeiten des Hirnanhangs verursacht worden sind.

Gestörte Nervenkontrolle, Sorgen oder Kummer sind mit den Ursachen der Schlaflosigkeit verbunden. Der Patient, der wegen Überspannung, die sich durch Gemütsstörungen gebildet hat, nicht schlafen kann, wird in jenen wachen Stunden, in denen die Vorstellungskraft mit ihm durchgeht, den unmöglichsten Gedanken Wirklichkeit verleihen.

Die Herztätigkeit verstärkt sich, der Blutdruck steigt und schickt eine unnatürliche Zufuhr von Drüsensekretion (Hormone) in das Blut und verändert damit die normale Chemie des Körpers. Können Sie sich jetzt vorstellen, warum sechseinhalb Millionen Schlaftabletten jeden Abend genommen werden?

Mit der Lage der Reflexe zum Nacken vertraut, massieren Sie tief die innere Kante jeder großen Zehe, um die Anstauung in dem Gebiet zu lösen und Blut zum Hirnanhang zu senden.

Rollen Sie die Kante Ihres Daumens mit einer tiefen Hakenbewegung in die Mitte des Polsters jeder großen Zehe, während Sie die nadelfeine Stelle suchen.

Für einen *besonders direkten Kontakt* mit den Reflexen zum Hirnanhang betrachten Sie bitte die folgende Abbildung:

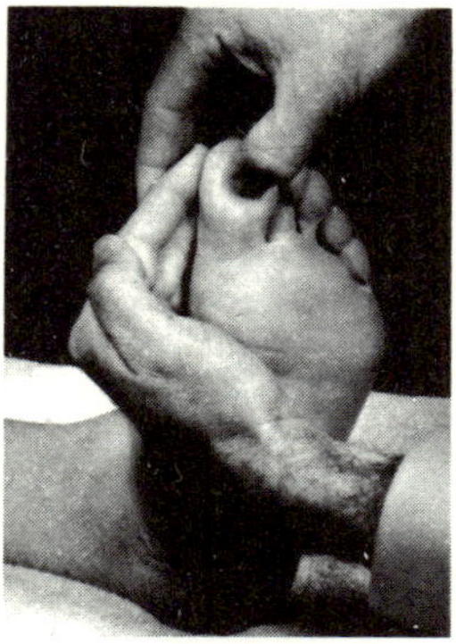

Abbildung Nr. 10
Stellung zur Massage des Reflexes zum Hirnanhang

Erinnern Sie sich daran, daß der Reflex zum Hirnanhang nur die Größe einer Nadelspitze hat. Wenn Sie nicht ganz bestimmten, genauen Kontakt mit der Kante Ihres Daumens aufgenommen haben, werden Sie nicht in der Lage sein, die Ergebnisse zu erreichen, die Sie sich erhofft haben.

Acromegalie

Dies ist eine unnatürliche Entwicklung, hauptsächlich der Knochen des Gesichts und der Glieder im Zusammenwirken mit Krankheiten des Hirnanhangs und der Schilddrüsen.

Ich könnte Bände über die Anzahl von Fällen schreiben, denen ich helfen konnte, ganz einfach durch ein Korrigieren der Ursache eines kranken Hirnanhangs, der seiner normalen Blutzufuhr beraubt worden war.

Da der Hirnanhang als Hauptpunkt des Drüsensystems

betrachtet wird, können wir von dieser Quelle Hilfe für eine große Anzahl von Beschwerden erwarten. Er ist nicht nur für das Wachstum unserer Riesen verantwortlich, sondern auch der Zwerg hat dieser winzigen Drüse seinen Größenunterschied zuzuschreiben.

Die medizinische Fachwelt ist kürzlich zu dem Schluß gekommen, daß ein seltener Zustand, Acromegalie genannt, durch einen überaktiven Hirnanhang verursacht wird, in dem Lippen, Gesicht, Hände und Füße eine unnatürliche Erscheinung annehmen. Sie wachsen außer Proportion, verdoppeln beinahe die normale Größe.

Der Gesichtsausdruck ändert sich. Das Gesicht wird dick, die Zunge, Lippen und Nase verdicken sich so, daß jemand, der attraktiv und gutaussehend war, anfängt, den Ausdruck und die Erscheinung eines Affen anzunehmen.

Ein erbärmlicher Zustand ist diese Krankheit, die Acromelagie genannt wird. Sie kann Lieblichkeit und Schönheit in Häßlichkeit verwandeln, Grazie in Ungeschicklichkeit, Stärke in Schwäche und Aktivität in Trägheit.

Heftige Kopfschmerzen können der Acromegalie vorangehen, wie im Falle eines Patienten, den ich kürzlich untersuchte. Der Hirnanhangreflex war äußerst empfindlich. Da er in einer weitentfernten Stadt wohnte, konnte ich ihm meine Reflexarbeit nicht angedeihen lassen, von der ich sicher war, daß sie ihm besser helfen würde als die starken Röntgenstrahlen, mit denen er, um Erleichterung zu bekommen, behandelt wurde.

Ärzte sagen uns, daß Acromegalie oft von einer Veränderung der Schilddrüse begleitet ist, von einer Störung in der Funktion der Genitalien (Geschlechtsdrüsen) und möglicherweise auch der Adrenalen.

Darf ich Sie noch einmal daran erinnern, daß, wenn Sie einen empfindlichen Reflex zu einer dieser wichtigen Drüsen finden, Sie ihn herausarbeiten müssen, denn wer weiß, welche schrecklichen Ergebnisse Sie verhindern, wenn Sie sich mit aller Kraft einschalten.

In vielen Fällen habe ich den Hirnanhang empfindlich gefunden, so daß das die erste Stelle ist, an der ich nach Beschwerden suche, wenn ein Nerven- oder Drüsenzustand damit verbunden ist.

Ich kann gar nicht abschätzen, wieviel Gutes durch diese Reflexarbeit getan werden kann. Sie und auch ich werden sich über die erstaunlichen Ergebnisse wundern, die erzielt werden können.

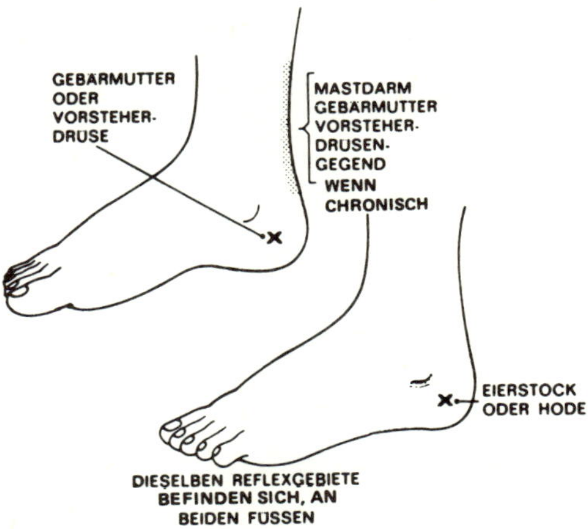

Abbildung Nr.: 11

Vorsteherdrüse

Wenn wir uns der Mitte des Lebens nähern, begegnen wir Störungen in den fruchtbaren Organen, die die Vorsteherdrüse im Manne und die Eierstöcke in der Frau einschließen. Es ist wohlbekannt, daß die Krankheiten, die die Menschheit befallen, wenn diese Drüsen aufhören zu funktionieren, oft eine Menge Unbequemlichkeiten und Belästigungen hervorrufen.

Sie werden oft beim Manne einer vergrößerten Vorsteherdrüse begegnen, ein Zustand, der den Patienten manchmal fast jede Stunde urinieren läßt, Tag und Nacht, was dazu von erheblichen Schmerzen begleitet sein kann.

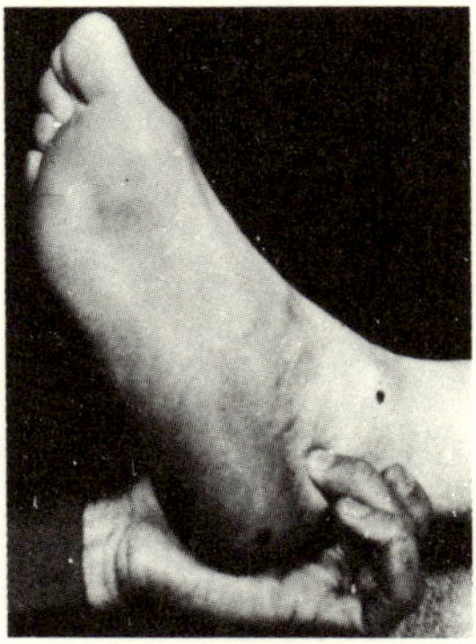

Abbildung Nr. 12
Stellung zur Massage des Reflexes zur Vorsteherdrüse (beide Füße)

Dieser Zustand wird sich schnell bessern, wenn die Ingham-Druckmethode der Reflexologie angewendet wird. Halten Sie den Knöchel des rechten Fußes in der linken Hand, dann wenden Sie den dritten Finger zwischen dem Knöchel und der Kante der Ferse an. Siehe Abbildung 12. Das gleiche sollte auch am linken Fuß mit der rechten Hand getan werden.

Ihr Patient könnte lautstark um Gnade bitten, darum seien Sie nicht zu heftig. Es ist nicht nötig, zu irgendeiner Zeit zuviel Schmerzen zu verursachen. Erklären Sie Ihrem Patienten, daß, wenn die Vorsteherdrüse natürlich arbeiten würde, keine Schmerzen vorhanden wären, daß dieser bestimmte Reflex nicht empfindlich sein würde und keine kristallinen Ablagerungen oder unnatürliche Endprodukte vorhanden wären. Wenn jedoch ein unnormaler Zustand dieser Drüse besteht, ist eine massive und tiefe Massage nötig, die Anstauung in diesem Reflexgebiet aufzulösen, damit sie durch den Blutstrom zu den Ausscheidungsorganen getragen werden kann. Mit dem Verschwinden der Empfindlichkeit wird der Patient eine deutliche Besserung spüren.

Krankheitsbericht

Ich erinnere mich an einen ganz besonderen Fall, der vor nicht zu langer Zeit in meine Praxis kam. Herr T. mußte jede Stunde, Tag und Nacht, Wasser lassen. Dies war mit solch heftigen Schmerzen verbunden, daß er sicher war, nur eine Operation könne ihm Erleichterung verschaffen.

Noch bevor die erste Behandlung beendet war, ging er auf die Toilette, kam mit Tränen in den Augen zurück und sagte: »Sie haben wirklich etwas für mich getan. Es kann einfach nicht wahr sein: Aber zum ersten Mal seit drei Monaten habe ich ohne Schmerzen eine normale Menge Urin gelassen, statt nur weniger Tropfen.«

Ich fuhr fort, diese Methode gewissenhaft und nicht öfter als zweimal die Woche anzuwenden. Als er zu seinem Arzt zu einer Untersuchung ging, war er erstaunt, als man ihm erklärte, daß die vergrößerte Vorsteherdrüse sich wesentlich verkleinert hatte, und zwar ohne eine Operation! Sobald sich die Empfindlichkeit auflöste, machte seine Genesung weitere Fortschritte, so daß er sogar nachts wieder durchschlafen konnte.

Wenn man mit einem unnormalen Zustand der Vorsteherdrüse zu tun hat, muß man sich daran erinnern, daß ein chronischer Fall Empfindlichkeit über ein größeres Gebiet an der Innenseite des Beines zeigt, aber der wichtigste Kontaktpunkt ist eine winzige Stelle auf halbem Wege zwischen dem Knöchel und der Kante der Ferse. Diese Stelle wird auch schon bei akuten Fällen empfindlich sein.

Ich habe eine große Anzahl Briefe von Leuten erhalten, die diese Methode der Druckmassage anwenden, in denen sie von ähnlichen Fällen sprechen, und denen auch sie helfen konnten. So wie eine Drüse zu einem unnatürlichen Zustand gewachsen ist, so wird sie sich wieder auf ihren Normalzustand zurückbilden, wenn die Ursache für eine Erkrankung beseitigt worden ist.

Wir wollen uns bemühen, unser Wissen über jede neue Entdeckung zu erweitern, die der leidenden Menschheit helfen könnte. Es ist eine bekannte Tatsache, daß keine einzelne Methode allein alle Leiden der Menschheit beseitigen kann.

Die Schilddrüse

Die Schilddrüse, auf beiden Seiten der Luftröhre gelegen, hat zwei Lappen, die durch einen Isthmus verbunden sind, der sich quer über den Hals erstreckt und die mit einem jodhaltigen Material angefüllt sind. Dieses bildet die aktive Grundlage, die uns im Einklang mit unserer Umgebung hält.

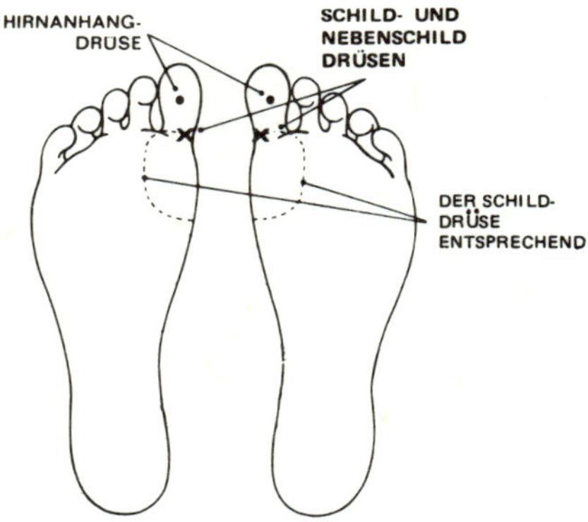

Abbildung Nr. 13

Die Schilddrüse ist eng mit anderen Drüsen des endokrinen (Ausscheidungs-)Systems verbunden. Die Störung der einen kann eine andere in Mitleidenschaft ziehen, besonders den Hirnanhang und die Adrenaldrüsen.

Die Bedürfnisse des Körpers sind irgendwie besonders. Ein Überschuß von oder Mangel an Hormonabsonderungen einer dieser Drüsen kann als sichere Ursache eines unnatürlichen Zustandes betrachtet werden und läßt uns nach einer Linderungsmethode suchen.

So finden wir eine solide Grundlage für den Schluß, daß normales Funktionieren der Drüsen und Harmonie in ihrem

Verhältnis zueinander für eine normale und harmonische Entwicklung unumgänglich sind.

Ersatztherapie

Viel wird von Zeit zu Zeit über das geschrieben, was den Ersatz der Drüsentherapie anbetrifft, das Produkt der Drüsen durch die Spritze zu ersetzen und damit vorübergehend Erleichterung zu verschaffen, z. B. durch ACTH, Kortison, Insulin usw.

Aber mit dieser Art der Reflexmethode arbeiten wir ja mit einer anreizenden Drüsentherapie, die jede einzelne Drüse durch zusätzlichen Anreiz zwingt, ihr eigenes, natürliches Hormon hervorzubringen. Jede Drüse, sobald sich ihr Zustand bessert, wird dann einen zusätzlichen Einfluß auf die anderen Drüsen haben.

Wer würde es nicht vorziehen, das Funktionieren seiner Drüsen wieder normal hergestellt zu haben, so daß die Natur ihre eigene Drüsenabsonderung produzieren kann?

Es ist diese Hormonabsonderung, die durch die Schilddrüse produziert wird, die sich an das chemische Laboratorium des Körpers wegen Treibstoffs für den Energievorrat wendet. Wenn sich dieser Treibstoff nicht einstellt, haben wir einen geistig schweren, trägen Charakter wie solche, von denen man sagt, daß sie »müde geboren sind, unaufmerksam, bei der Arbeit einschlafen«.

Wir glauben, daß viele Verbrecher und Insassen von Irrenanstalten die Opfer einer mangelhaften Schilddrüsentätigkeit sind. Wenn dies sich in der Form eines einfachen Kropfes bestätigt, wissen wir, daß ein Mangel an Jod herrscht, der für die Vergrößerung der Schilddrüse verantwortlich ist und verursacht wird durch die Ansammlung einer gelee-artigen oder gallert-artigen Substanz.

Verschiedene Arten von Kropf

Wir wissen, daß es verschiedene Arten von Kropf gibt, von denen jede eine andere Auswirkung hervorbringt, doch haben alle eines gemein: eine Unordnung oder Schadhaftigkeit im Funktionieren der Schilddrüse.

Wenn Sie den Finger ganz leicht unter den Adamsapfel legen, können Sie die Schilddrüse fühlen, ein wichtiger Mitarbeiter in der Gewichtskontrolle, Körperaktivität usw.

Es sind die Hormone, die durch die Schilddrüse in den Blutstrom geschickt werden, auf die wir uns für normalen Stoffwechsel verlassen müssen. Die erste Erklärung des Metabolismus in Saunder's *American Medical Dictonary* ist folgende: »*Stoffwechsel*, das Ergebnis aller physikalischen und chemischen Prozesse, durch welche lebendige, organisierte Substanz hervorgebracht und erhalten wird, wie auch die Umformung, durch die Energie für den Gebrauch des Organismus verfügbar gemacht wird.« (Organische Struktur.)

Jetzt ist es einfach, zu verstehen, was es bedeutet, wenn wir erfahren, daß Metabolismus — ein Stoffwechsel, der von den Hormonen, die von der Schilddrüse geliefert werden, regiert wird — der nötige Verbrennungsvorgang ist, Gifte auszuscheiden. Man kann ihn mit dem Vorgang vergleichen, bei dem Treibstoff Hitze freimacht, um Dampf zu erzeugen und Atmung verursacht, ein notwendiges Mittel, Sauerstoff zu bekommen und das Feuer zu erhalten. (Kreislauf, feste Muskeln und Drüsentätigkeit.)

Der Hormonstoff ist *sehr* wichtig für die Zerlegung der Abfallprodukte des Körpers, für die Zerteilung der Harnsäure, die das Endergebnis des Stickstoffs geworden ist und die Ausscheidung durch die Nieren ermöglicht.

Aus diesem Grund wird ein Versagen in der Funktion der Schilddrüse, eine genügende Menge Schilddrüsenhormone zu produzieren, einen ungenügenden Stoffwechsel ergeben, ein Versagen des Treibstoffes, das Gift im System zu verbrennen. Dies könnte der Anfang für Fettsucht, Übergewicht usw. sein, gewöhnlich »hyperthyroider Fall« genannt.

Statt der gewöhnlichen Behandlungsart für diesen Zustand, einen Schilddrüsenersatz zu geben, wäre es viel zufriedenstellender, wenn alle wüßten, wie diese *Ingham-Druckmethode der Reflexologie* angewendet werden kann, um die Tätigkeit der Schilddrüse anzuregen und ihr zu ermöglichen, ihre eigenen natürlichen Absonderungen hervorzubringen, genau nach dem Plan der Natur.

Überaktive Schilddrüse

Wenn ein überaktiver Schilddrüsenzustand besteht, werden die Symptome genau umgekehrt sein. Wir können eine sehr redselige Person finden, mit wechselnden Stimmungen, überempfindlich, mit der nur schwer auszukommen ist, obgleich sie in guter Gesundheit zu sein scheint, mit wachen Augen, glänzendem Haar und feucht-warmer Haut von überreichlichem Schwitzen.

Dieser Zustand, als »Hyperthyreoidismus« bekannt, verursacht tiefliegende, innere Wechsel. Er kann hohen Blutdruck herbeiführen und einen Zusammenbruch der Nierenfunktion.

Man kann von den Reflexen her nicht bestimmen, welcher dieser beiden Zustände vorherrscht. Vom äußerlichen Ausdruck, wenn die Augen hervorquellen, ist es ganz offensichtlich, daß der Patient an Hyperthyreoidismus leidet. Aber ungeachtet dessen, was wir uns zu verbessern bemühen, ob

Sie es mit *Hypo*thyreoidismus oder *Hyper*thyreoidismus zu tun haben, Ihre Arbeit an diesen Reflexgebieten der Füße wird es sein, die überreichliche Spannung aufzulösen und zu normalisieren, die für beide Zustände verantwortlich sein mag.

Krankheitsbericht

Ein ungewöhnlicher Fall, an den ich mich erinnere, ist der einer jungen Dame, dreiundzwanzig Jahre alt, eine Lehrerin, deren Pflichten und Verantwortungen einen völligen Nervenzusammenbruch verursacht hatten.

Sie wurde zur Beobachtung ins Krankenhaus eingeliefert und in einer gepolsterten Zelle untergebracht. Ihre Eltern waren mit der Arbeit bekannt, die ich mit dieser Methode leistete, und überredeten die Ärzte, sie mit einer ausgebildeten Krankenschwester nach Hause zu schicken. Ein Schlafzimmer wurde für diesen Zweck ausgerüstet, jedes Möbelstück wurde entfernt, mit Ausnahme einer Sprungfedermatratze, die in einer Ecke auf den Boden gestellt wurde. Dieses und ein schwerer, eichener Bürostuhl war alles, was im Zimmer bleiben konnte, da ihre Kräfte übermenschlich schienen und sie entschlossen war, alles zu zerstören.

Man sagte mir, daß ich meine Brille vor Betreten des Zimmers abnehmen sollte. Ich vertraute der Vorsehung, mich zu beschützen. Die Schwester öffnete die Tür, die Patientin trat mir entgegen und erklärte mir sofort, daß ich eine neue Frisur brauchen würde, wenn sie mit mir fertig sei. Ich schaffte es, ihre Aufmerksamkeit abzulenken, indem ich sagte, da sie autofahren könne, sei ich gekommen, sie zu fragen, ob sie für den Winter mit mir nach Florida gehen wolle. Ich beschrieb ihr, wie schön es sein würde und was wir alles tun könnten usw. Sie hörte gut zu und ich erzählte ihr ausführlich, daß ich gehört hätte, daß sie nicht schlafen könne. Ich sagte ihr, daß, wenn sie mir erlaubte, ihre Füße zu massieren, es ihr helfen würde zu schlafen, ohne daß sie die Spritzen haben müßte, die sie nicht ausstehen konnte.

So seltsam es scheinen mag, ich hatte bald ihre Füße in meinen Händen. Als ich anfing, Druck auf den Hirnanhangreflex in dem Polster ihrer großen Zehe auszuüben, protestierte sie nicht, sondern redete ununterbrochen und unzusammenhängend. Nachdem ich den Druck ziemlich beständig angewandt hatte, unterbrach sie ihr Geschwätz und sagte plötzlich: »Wie wäre es, wenn Sie dieser Zehe ein bißchen Ruhe geben würden und die andere zur Abwechslung bearbeiten.« Ich bat um ein Kissen und eine Decke, und zum ersten Mal in zwei Wochen schlief sie fünf Stunden lang, ohne ein Beruhigungsmittel, dessen sogar stärkste Dosierung nur wenig Erfolg gehabt hatte.

Am nächsten Tag war sie immer noch ungestüm und unruhig, sogar mehr als ich erwartet hatte, denn ich hatte an den Reflexgebieten der Schilddrüse und der Adrenaldrüsen gearbeitet, die auch etwas empfindlich waren. Ich wußte, daß die Auswirkung meiner Druckmethode dem System eine neue Zufuhr dieser Drüsenabsonderungen zukommen lassen würde, auf die es sich auf verschiedene Weise einstellen mußte.

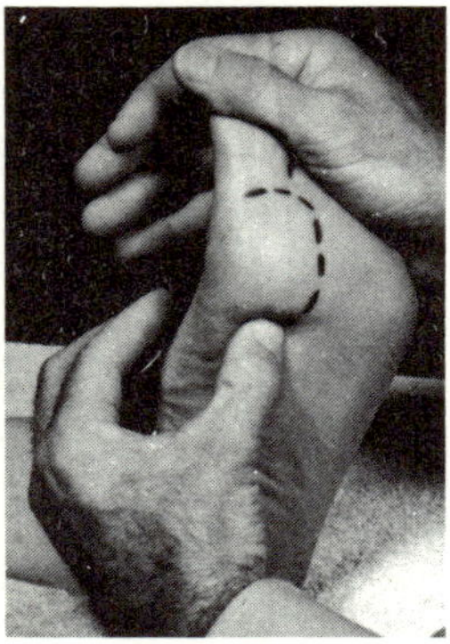

Abbildung Nr. 14
Stellung zur Massage des Reflexes zur Schilddrüse
(beide Füße)

Ich wartete sechs Tage. Als ich zurückkam, war sie angezogen und unten im Wohnzimmer, immer noch sehr durcheinander. Als ich die Tür öffnete, rief sie mir zu, »Warum sind Sie so lange weggeblieben?« Sie ließ mich willig alles tun, was ich für nötig hielt. Nach dem dritten Besuch, fünf Tage später, wurde sie für ihre Behandlung zu mir ins Haus gebracht. Fünf Wochen später fuhr sie ihr eigenes Auto. Als das Wintersemester der Schule begann, unterrichtete sie wieder. Die Empfindlichkeit war völlig verschwunden. Seitdem fühlt sie sich wohl.

Die Eierstöcke

Manche unnormalen Zustände der Eierstöcke können durch unnormale Schilddrüsen hervorgerufen werden und wenn der Reflex zu einer dieser wichtigen Drüsen empfindlich ist, erinnern Sie sich an das enge Verwandtschaftsverhältnis zueinander.

Wenn eine Verstopfung besteht, die Beschwerden während der Periode auftreten lassen, und Sie diese Reflexe nach den hierin gegebenen Richtlinien angesprochen haben, wird das natürliche Funktionieren dieser Drüsen wieder auf den Normalzustand zurückgebracht werden.

Erinnern Sie sich an die Verbindung zwischen der Schilddrüse und den Eierstöcken. Beschwerden auf einem Gebiet können das andere beeinflussen und umgekehrt.

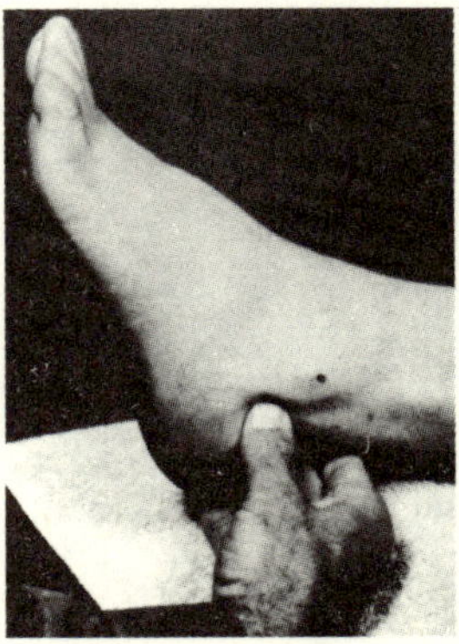

Abbildung Nr. 15
Stellung zur Massage des Reflexes zu den Eierstöcken

Die Milz

Die Milz ist auch eine der wichtigsten Drüsen. Sie liegt in der linken Seite des Körpers, über der Gürtellinie.

Die Milz ist dazu da, die Teilchen der aufgelösten roten Blutkörperchen aufzusaugen. Sie ist ein Lagerhaus für zusätzliches Eisen, das vom Blut benötigt wird.

Außerdem bringt die Milz eine Substanz hervor, die die Peristaltik in den Gedärmen kräftig anregt und auf den Dünndarm sowie auf den Dickdarm wirkt.

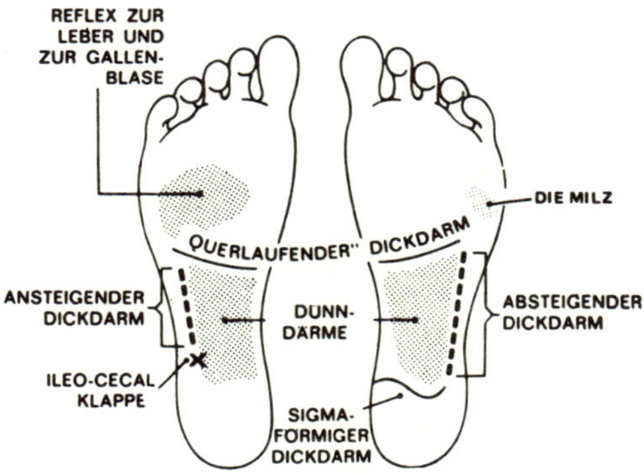

Abbildung Nr. 16

Aus diesem Grunde tun wir gut daran, das Wohlbefinden der Leber und der Milz zu schützen, wenn wir die Wohltat ihrer Hilfe in der Verhinderung von Darmverstopfung usw. durch ihre Fähigkeiten, die muskulären Bewegungen des Verdauungskanals zu verstärken, beibehalten wollen.

Der Sympathikus

Unser sympathisches Nervensystem sendet seine Störungen an die Oberfläche des Körpers durch die Haut usw. Dies kann sich in Ausschlag oder Nesselausschlag bemerkbar machen. Wie oft wird ein Zustand dieser Art vom Arzt nur »als von Nerven verursacht« bezeichnet.

Was ist nun eigentlich für diesen Zustand der *»nur Nerven«* verantwortlich? Er kann Erscheinungen hervorbringen, daß eine Person allergisch gegen ein bestimmtes Nahrungsmittel ist, das einer anderen Person gar nichts antut.

Sollen wir daraus schließen, daß eine Allergie sich eine bestimmte Stelle ausgesucht hat, Mary Ann zu plagen, und eine andere Stelle, Susie Jane zu quälen? Hatte Mary Ann einen Mangel an Schilddrüsenhormonen, der von einem unnormalen Zustand der Schilddrüse herrührte, der sich bei Susie Jane auf andere Art bemerkbar machte? Susie Jane's Adrenaldrüsen können unter dem Normalpunkt gewesen sein und die Nieren nicht mit der genügenden Treibkraft versorgt haben, um die Harnsäure aus dem System auszuscheiden und zu verhindern, daß sich eine übergroße Last den Poren der Haut auferlegt, denn diese spielen eine wichtige Rolle, die Gifte aus dem System abzutragen. Sie werden erkennen, daß ein bestimmter Grad nervöser Spannungen die normale Zusammenziehung und Entspannung beeinflußt, die für die Poren notwendig ist, um Schweiß hervorzubringen. Das ist in dem System der Ausscheidung ihre Aufgabe.

Aus diesem Grunde sehen Sie sich die verschiedenen Drüsenreflexe an, wenn Sie eine trockene, schuppige Oberfläche der Haut vorfinden, damit Sie erkennen, welcher den größten Grad von Empfindlichkeit zeigt. Dieses bestätigt wieder, *welche Geschichten die Füße zu erzählen befähigt sind* und welche bestimmte Drüse hauptsächlich nicht in Ordnung ist. Dann machen Sie sich daran, die kristallinen Ablagerungsformationen aufzulösen, die den Reflex empfindlich und sensitiv machen. Dies wird die Spannung lösen, die diese Drüsen daran gehindert hat, ihre spezielle Pflicht zu tun.

Die Ergebnisse, die wir erzielen, werden uns für unsere Anstrengung und Kenntnis belohnen, die normale Produktion dieser Hormone herbeizuführen, die für einen gesunden Körper und einen gesunden Geist notwendig sind, eine Kombination, die unmöglich getrennt werden kann.

Kopfschmerzen

Sie werden oft erstaunt sein, *welche Geschichten die Füße erzählen können,* wenn wir die genaue Ursache der verschiedenen Arten von Kopfschmerzen bestimmen wollen. Vom medizinischen Standpunkt aus gesehen, sind weitgehende Tests nötig, jene auszuschalten, die durch Krankheit hervorgerufen sind oder jene, bei denen ein psychischer Faktor mitspielt. Aber mit dieser Art der Reflexarbeit können wir durch das Gebiet, das den größten Grad von Empfindlichkeit zeigt, mit geringer Anstrengung die Antwort zu unserem Problem bestimmen.

Wenn man die Kopfschmerzen vergessen kann, wenn etwas Wichtiges oder Interessantes ausgeführt werden muß, sind sie wahrscheinlich nicht organischen Ursprungs, und ein bestimmter empfindlicher Reflex kann nicht gefunden werden.

Wenn die Kopfschmerzen im Nacken anfangen und sich über den Kopf hinwegziehen, sind sie zweifellos das Ergebnis irgendwelcher Gefühlserregungen, deren Ursache sich in der Drüse finden läßt, deren Reflex den höchsten Grad von Empfindlichkeit zeigt.

Wenn das siebente oder obere Nackengebiet Auslöser des Kopfschmerzes ist, arbeiten Sie um die Innenseite jeder großen Zehe herum (siehe Abbildung 17), und drehen Sie sie dann ein paarmal links und rechts herum. Drücken Sie dann in die Mitte des Polsters jeder großen Zehe, um zu sehen, ob die Ursache ein unnatürlicher Zustand des Hirnanhangs sein könnte. Manch ein hartnäckiger, gewöhnlicher Kopfschmerz wird verschwinden, wenn Sie mit der Kante des Daumens tief die Mitte und Seite jeder großen Zehe massieren. Siehe Abbildung 10.

Migräne

Ihr Erfolg, Patienten zu helfen, die an solch folternden Schmerzen leiden, die durch Migräne entstehen, wird zu einem großen Teil von der bestimmten Ursache eines jeden besonderen Falles abhängen.

Wenn Sie herausfinden, daß die *Ursache* eine bestimmte körperliche oder organische Unordnung ist, die durch die *Ingham-Druckmethode der Reflexologie* gefunden und korrigiert werden kann, werden Ihre Ergebnisse außerordentlich sein. Wenn diese Ursache jedoch auf eine Verwicklung zurückgeführt werden kann, die durch unerfreuliche Zustände in der häuslichen Atmosphäre entstanden ist, wird Ihr Patient zweifellos bei einem Psychiater Hilfe suchen müssen oder in diesem Zustand weiterleben, um dadurch das Mitleid und Bedauern seiner Freunde und Verwandten zu erzielen.

Es ist schwer zu glauben, daß jemand sich bewußt oder unbewußt dieses schmerzvollen Zustandes zu diesem Zweck bedient, aber wir haben gehört, daß dies wirklich so mit einigen ist, die eine gestörte geistige Haltung haben. Das erinnert mich an die Dame, die sagte: »Ich habe eine Menge Sorgen, aber ich könnte ohne sie nicht auskommen. Es ist eine große Erleichterung, anderen davon zu erzählen.«

Andere Ursachen der Migräne

Viele Migräneleidende haben berichtet, daß ihren Kopfschmerzen Durchfallsymptome vorausgehen, auch Darmentzündung und unnatürlicher Heißhunger. In diesem Sinne können wir verstehen, daß Ausscheidungsdiäten einigen Erleichterung gebracht haben und warum Fasten für andere schon oft vorübergehend wohlgetan hat.

Bei Kindern ist es ratsam, die Möglichkeit ins Auge zu fassen, daß Migräne möglicherweise mit einer Magen- und Darmstörung verbunden ist.

Wir sind jetzt von zuverlässigen medizinischen Autoritäten darauf aufmerksam gemacht worden, daß sie glauben, daß Migräne ein Ödem (Geschwür) des Gehirns ist, die Folge einer Allergie. Darum, wenn Migräne keine Krankheit ist, kann auch sie nur ein Symptom sein.

Wenn ich die neuesten Artikel über Allergien usw. lese, stelle ich fest, daß oft, wenn von Ausschlag oder Flechten bei Kindern gesprochen wird, eine weitere Diskussion über Fallsucht und Migräne sich anschließt. Diese sind mit schweren Darm- und Magenstörungen verbunden, was in diesen Fällen wieder die Bedeutung der winzigen Illeo-Cecalklappe unterstreicht, die so wichtig ist in der richtigen Ausscheidung der Schleimabsonderungen von dem Dünndarm zum Dickdarm.

Jetzt können wir gut verstehen, warum Leute, die unter Migräne leiden, sich oft über Magenbeschwerden und Durchfall beklagen, die manchmal diesen Kopfschmerzen vorausgehen.

Das französische Wort »migräne« erschien 1777 in unserer englischen Literatur und beschrieb einen solchen Anfall als einen zeitweiligen einseitigen Kopfschmerz, der meistens über einem Auge anfängt und sich über den gesamten Kopf ausbreitet.

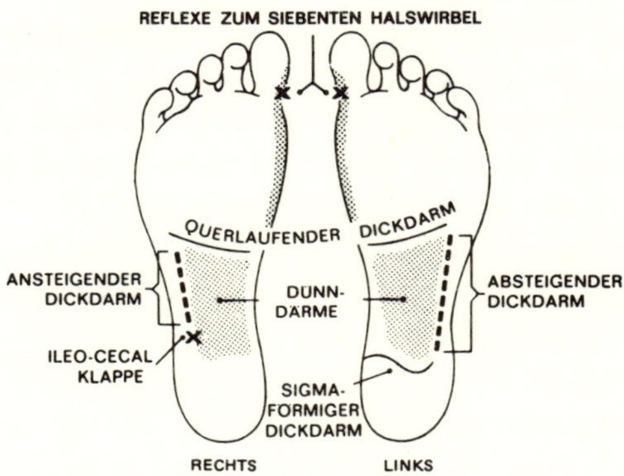

Abbildung Nr. 17

*

Gicht

Wollen wir einmal die Möglichkeit betrachten, denen Erleichterung zu bringen, die unter Gicht, Nervenentzündung, Rheuma usw. leiden, die alle eine gemeinsame Ursache haben können und zum großen Teil von dem chemischen Typ des Patienten abhängig ist.

Es wird viel gesagt und geschrieben über die Hilfe, die durch den Gebrauch von ACTH gebracht werden kann, ein Hormon, das aus dem Hirnanhang und den Adrenaldrüsen gewisser Tiere gewonnen wird. Das Hormon dient, sozusagen als eine Krücke, auf die man sich stützen kann, den Patienten über die Zeit hinwegzuhelfen, bis er selber in der Lage sein wird, durch sein eigenes Drüsensystem das notwendige Hormonelement hervorzubringen — die Hitze produzierende Energie, die von der Natur angefordert wird, das Gift in unserem System zu lösen und hinwegzuschwemmen.

Wenn der Herrscher, der Hirnanhang, den Adrenaldrüsen keine bestimmten Befehle gibt und dadurch Verwirrung unter ihnen hervorruft, haben wir einen Mangel in der Adrenalinabsonderung, die die treibende Kraft ist und die Ausscheidungsorgane anregt, ihre Pflicht zu tun.

Dieser Zustand könnte der Vorläufer eines Mangels an Schilddrüsenhormonen als Folge eines falschen oder minderwertigen Stoffwechsels sein. Wenn dieser Zustand vorhanden ist, haben wir eine ausgezeichnete Vorbereitung für Gicht und andere verwandte Beschwerden und ein Bild dessen, was wir durch unsere Reflexarbeit korrigieren müssen, wenn wir mit Erfolg eine dauernde Erleichterung erreichen wollen.

Wenn diese Erleichterung sich nun einstellt, weil wir fähig waren, die normale Harmonie der Drüsen wieder herzustellen, können wir stolz sein, denn wir haben die Ursache herausgefunden. Bis jetzt ist die Anwendung von ACTH nur als eine Art von vorübergehender Erleichterung anerkannt und nicht als Heilung.

Chronische Körperbehinderung

Ich habe das Vorrecht gehabt, Fälle chronischer Körperbehinderung zu prüfen, deren Ursache auf keinen unnormalen körperlichen Zustand zurückzuführen war. Es war stattdessen eine verwirrte Lebenseinstellung, wie Eifersucht, Haß, Neid, Rache usw. Diese hatten das System durch Störung der normalen Drüsenausscheidung nach und nach vergiftet und Mißklang hervorgerufen, wie in einem Orchester, in dem die Instrumente nicht gestimmt worden sind.

Mir wurde kürzlich eine interessante Darstellung von einem Mitglied des medizinischen Berufes gegeben, der sehr an meiner Lehre interessiert war. Während unserer Diskussion über die Drüsen und die Wirkung unserer Reflexarbeit auf sie, sagte er, daß die Aufgabe des Hirnanhangs mit der eines Dirigenten verglichen werde und die Schilddrüse die erste Geige spiele. Wenn diese beiden wichtigen Bestandteile eines Orchesters nicht miteinander auskommen, nicht harmonieren, einen Mißklang hervorrufen, was für Musik können wir dann von den anderen in der Gruppe erwarten?

Hauptsächliche Ursache

Wenn wir nun beweisen können, daß die Hauptursache eine verwirrte Lebensanschauung ist, die zu korrigieren oder in irgendeiner Weise zu ändern nicht in unserer Macht liegt, weiß ich genau, daß wir bis zum Weltuntergang an den Reflexen arbeiten können, ohne irgendwelche Ergebnisse zu erzielen.

Änderung der Lebensanschauung

Die Lebensanschauung eines Patienten zu ändern ist nicht so leicht, wie es scheinen mag, besonders bei dem Typ, der Mitleid bei seinen Mitmenschen sucht.

Die Wichtigkeit der besseren Pflege unserer Füße

Wenn Leute nur die Wichtigkeit der besseren Pflege ihrer Füße einsehen könnten, würden wir heute weniger Krankheiten in unserem Lande haben.

Sie sehen einfach nicht ein, daß jedes Hühnerauge, jede Schwiele oder Entzündung an der großen Zehe und deren Lage, ganz bestimmt einige Organe oder Gewebe des Körpers beeinträchtigen kann.

Jeder übertriebene Druck auf einen Nervreflex hat eine bestimmte Auswirkung auf die damit in Verbindung stehenden Organe.

Sehr wichtig ist es darum, daß wir unseren Füßen mehr Beachtung schenken und regelmäßig einen Fußarzt aufsuchen, wenn sich in ihnen ein unnormales Verhalten bemerkbar macht.

Für weitere Auskünfte lesen Sie bitte mein Buch »*Geschichten, die die Füße erzählen können*«. Näheres ersehen Sie aus den Inhaltsangaben am Schluß dieses Buches.

Endpunkte

Durch unser Kreislaufsystem wird das Blut durch die Arterien vom Herzen zu den Endpunkten in unseren Händen und Füßen geleitet. An diesen Punkten wird die Übertragung durch die Adern vorgenommen, die die lebensspendende Kraft zum Herzen zurücksenden.

Wenn nun diese Endpunkte durch Mangel an natürlicher Kraft, die durch die Herztätigkeit über eine bestimmte Zeitspanne hinweg hervorgebracht wurde, korrodiert sind (wenn wir diesen Ausdruck gebrauchen dürfen), dann werden wir den vitalen Kontakt mit den elektrisch geladenen Kräften der Erde, den wir unter normalen Umständen erhalten, nur verbessern, wenn wir jede fremde Substanz von den delikaten Nervgebieten entfernen können.

Dies wird durch eine bestimmte Art der Drucktechnik erreicht, die wissenschaftlich auf jene Reflexgebiete in den Füßen angewandt wird.

Wie weit würden wir mit unserem Auto kommen, wenn die Batteriekontakte in irgendeiner Weise von fremden Substanzen zerfressen wären?

Haare und Nägel

Unsere Nägel und Haare wachsen ständig im Verhältnis zu der Fähigkeit unserer Drüsen, aus unserer Nahrung die richtigen Chemikalien für ihre Entwicklung und ihr Wachstum aufzunehmen.

Ist es darum unbegründet, anzunehmen, daß der Hirnanhang eine wichtige Rolle spielt, wenn das Haar grau wird oder Kahlköpfigkeit auftritt?

Wenn jemand sich geneigt fühlt, diese Behauptung zu

bestreiten und gerade ein Beweisobjekt sein sollte, lassen Sie ihn seine Schuhe ausziehen und berühren Sie den Hirnanhangreflex, dann werden Sie sehen, was er zu sagen haben wird. Ohne Zweifel wird er Sie beschuldigen, Ihren Daumennagel oder irgendein anderes scharfes Folterobjekt benutzt zu haben.

Ich stelle Ihnen dies nicht als ein Heilmittel dar, sondern als einen Weg, die wahrscheinlichste Ursache festzustellen und als eine Verhütung dieser unnormalen Zustände. Vielleicht wird jemand eines Tages einen besseren Reflex finden, durch den mehr erreicht wird. Hoffentlich, denn ich habe ihn noch nicht gefunden.

Schluckauf

Darf ich Ihre Aufmerksamkeit auf etwas richten, das Ihnen eines Tages von Wichtigkeit sein könnte, wenn man sich an Sie wenden sollte, in einem Fall von Schluckauf zu helfen.

Wenn nervöse Spannung die Ursache ist, wird die richtige Dosis von Entspannung Ihr Erfolg sein.

Es war mein Vorrecht, dies zu bestätigen, als ich in der Klinik des Osteopathischen Krankenhauses in St. Petersburg, Florida, arbeitete. Ein über achtzig Jahre alter Herr, war seit zwei Jahren davon befallen. Er hatte zahlreiche Krankenhäuser aufgesucht, ohne andauernde Erleichterung zu bekommen, jedoch mit dieser Art der Reflexarbeit war ich in der Lage, die schwere Spannung aufzulösen, und den Zustand trotz seines vorgeschrittenen Alters zu korrigieren. Ich fand die Reflexe zum Hirnanhang, zu den Schild- und Vorsteherdrüsen und Solarplexus äußerst empfindlich.

Ich möchte hier einen Fall anführen, dem ich in Kalifornien begegnete, als die Zeitungen einen Bericht über einen schweren Fall veröffentlicht hatten. — Ein Arbeiter litt seit dreizehn Tagen an Schluckauf. Als ich diesen Artikel las, drückte ich mein Bedauern aus, daß niemand, der in der *Ingham-Druckmethode der Reflexologie* ausgebildet war, zu Hilfe gezogen werden konnte. Ein wenig später erhielt ich einen Brief, aus dem hervorging, daß ein Herr Shope, der mein Buch »*Geschichten, die die Füße erzählen können*« studiert und seine Dienste angeboten hatte, Erleichterung verschaffen konnte.

Ich zitiere aus dem »*Hospital Corps Quarterly*« vom November 1944, Band 17, Ausgabe 6, Seite 201, einen Bericht über seine Arbeit und was man darüber zu sagen hatte:

»*Der Pendleton-Pfadfinder B. S. Shope, PhM2c, stoppt Schluckauf.*

Einem Camp-Pendleton-Mann, B. S. Shope, PhM2c, gebührt die Ehre, den vom Schluckauf Befallenen aus Los Angeles geheilt zu haben, der dreizehn Tage gelitten hatte. Shope hat dies durch die technisch als *Zonentherapie* bekannte Methode geschafft, nachdem sogar elektrische Schockbehandlung keinen dauerhaften Erfolg erzielt hatte.

Der Befallene, Lawrence Schone, einunddreißig Jahre alt, ein Arbeiter in einer Flugzeugfabrik, konnte zum ersten Mal, seit sein Schluckauf anfing, ohne Betäubung einschlafen, nachdem Shope die Füße des Mannes eine Stunde lang massiert hatte.

Die Nervenden in den Füßen hängen mit dem Magen und dem Zwerchfell zusammen, erklärte Shope, und die Nervreflexe zu massieren ist lindernd und entspannend.

Dasselbe Heilmittel wurde hier von Shope vor mehreren Monaten angewandt, nachdem ein Angehöriger der Marine ein Opfer von Schluckauf geworden war. Shope brachte dieses Heilmittel zum Wirken, nachdem der Befallene zwei Tage und zwei Nächte Schluckauf gehabt hatte.

Nachdem er in den Zeitungen von Schone's Anfall gelesen hatte, bot Shope seine Dienste an, fuhr am vergangenen Wochenende auf eigene Kosten nach Los Angeles und behandelte Schone mit der Zustimmung seines Arztes.

Shope massierte den Befallenen eine Stunde lang. Der Befallene schlief ein und erfreute sich seines ersten tiefen Schlafes, seit er krank geworden war. Als Schone aufwachte, konnte er seine erste Mahlzeit ohne ein Wiederauftreten des Schluckaufs zu sich nehmen. Zwanzig Stunden später war der Schluckauf noch nicht wieder aufgetreten und Schone's Arzt entließ ihn aus dem Krankenhaus. Frau Schone und Shope brachten den Patienten nach Hause, wo Shope dessen Füße noch einmal massierte.

Shope erklärte, daß elektrischer Schock Schluckauf nur für ungefähr acht Stunden lang unterdrückt, dann stellt er sich wieder ein.

Shope wurde am 1. September 1942 in Spokane Soldat und war dort in der Physiotherapie im Sacred Heart Krankenhaus beschäftigt.«

Bauchspeicheldrüse

Die Bauchspeicheldrüse, von manchen das Leberbrös'chen genannt, ist eine Drüse, die mit Respekt als eine der wichtigsten Ausgleichsmechanismen im Stoffwechsel des Einzelnen genannt werden muß, der Stoffwechsel, der das Blut und die Gewebeflüssigkeit mit Insulin versorgt. Wir müssen auch ihre am meisten gegenwärtigen Widersacher im Auge behalten: die Adrenaldrüsen.

Während Adrenalin den Zuckergehalt im Blutstrom erhöht, erniedrigt Insulin ihn, ganz gleich, ob Insulin durch die normale Funktion der Drüse hervorgebracht oder künstlich gegeben wurde.

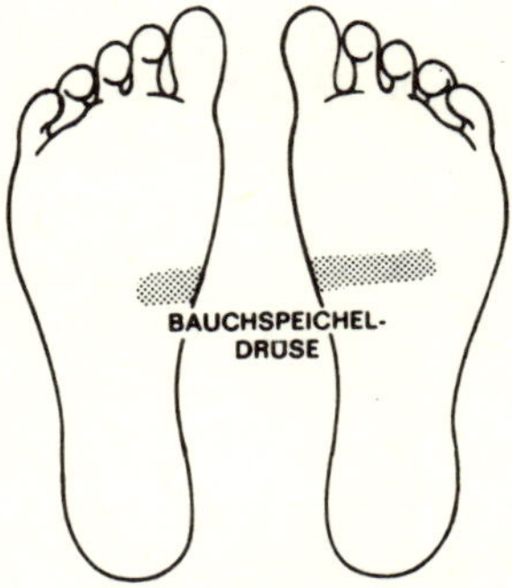

Abbildung Nr. 18

Jetzt können wir sehen und verstehen, wenn diese Druckmassage auf den Reflex der Adrenaldrüsen angewendet wird und deren Vorrat an Adrenalin erhöht, bevor der Zustand der Bauchspeicheldrüse wieder normal ist, der Urintest einen unbedingt erhöhten Zuckergehalt aufweist.

Dies wird jedesmal geschehen, zusammen mit unserer Fähigkeit, die Aktivität der Leber zu steigern, die sogar im Normalzustand immer bereit ist, dem Blutstrom zusätzlichen Zucker zuzuführen, um Energie für Notfälle zu produzieren.

Zuckerkrankheit (Diabetes)

Um Erfolge in Fällen von Zuckerkrankheit zu erzielen, schlagen Sie in meinem Buch »*Geschichten, die die Füße erzählen können*« nach, was ich zu diesem Thema gesagt habe, und benutzen Sie die zusätzlichen Anregungen, die ich Ihnen in diesem Kapitel gebe.

Suchen Sie nach Störungen in den anderen Drüsenreflexen, besonders in denen zum Hirnanhang und zu den Schilddrüsen.

Wahre Diabetes (Zuckerkrankheit) ist die Folge einer ungenügenden Menge von Insulin, ein Hormon, das normalerweise durch die Bauchspeicheldrüse produziert wird und dessen Funktion es ist, einen mangelhaften Stoffwechsel des Zuckers und der Stärke in unserer Nahrung zu verhindern.

Falls durch Schock oder Trauer hervorgerufen

Sie alle haben Fälle von Zuckerkrankheit gesehen, in denen die hauptsächliche Ursache auf einen bestimmten Schock oder Trauer zurückgeführt werden konnte, die das gesamte Drüsensystem in Mitleidenschaft gezogen hatte.

Diese Fälle sprechen gewöhnlich auf diese Reflexmethode an, die ganz bestimmt die außergewöhnlich nervöse Spannung, die durch Schock oder Trauer hervorgerufen wurde, korrigiert. Sie werden jedoch nicht so viele Behandlungen benötigen.

Wenn solche Patienten schon Insulin bekommen, müssen sie gewarnt werden, was zu tun ist, falls die Bauchspeicheldrüse anfängt, einen normalen Vorrat an Insulin direkt in den Blutstrom zu entlassen, zusätzlich zu dem, was eingespritzt wird. Dann muß das getan werden, was gegen Insulinschock angeraten ist. In einem solchen Fall verordnet der Arzt eine sofortige Einnahme von zusätzlichem Zucker.

Klären Sie den Patienten auf

Wenn der Patient über all dieses aufgeklärt ist, weiß er, daß diese Reaktion eintreten kann.

Er wird sich nicht über den erhöhten Zuckergehalt im Urin beunruhigen. Stattdessen wird sich sein Vertrauen auf das steigern, dessen Sie fähig zu tun sind. Er kann dann dahin gebracht werden zu glauben, daß Ihre Arbeit dazu beiträgt, der Natur zu helfen, den überreichlichen Zucker von der Leber und den Nieren auszustoßen.

Wenn dies nach den ersten wenigen Behandlungen erreicht ist, wird der Zustand verschwinden, und Sie werden eine deutliche Besserung nach jeder einzelnen Anwendung dieser Drucktechnik beobachten können. Sie werden die Reflexe jeder einzelnen dieser wichtigen Drüsen, in denen Empfindlichkeit festgestellt worden ist, bearbeitet und so die hauptsächliche Ursache korrigiert haben.

Diese Feststellung wird zu Ihrer eigenen Befriedigung bestätigt werden, nachdem Sie die *Ingham-Druckmethode der Reflexologie* an einigen Ihrer Patienten angewendet haben.

Zuckerkrankheit bei Kindern

Ich zögere, zuviel Ermutigung für die Linderung von Diabetes bei Kindern zu geben.

Oft habe ich in solchen Fällen durch Befragen der Mutter erfahren, daß sie sich an irgendeine Trauer oder Schock erinnern konnte, die sie während ihrer Schwangerschaft erduldet hatte. Nun taucht die Frage auf, ob dies einen

Einfluß auf die Drüsen des ungeborenen Kindes gehabt haben und ein beitragender Faktor in der Entwicklung von Diabetes im Kind nach der Geburt gewesen sein könnte.

Lassen Sie mich Ihnen diese Frage als Gedankennahrung überlassen, denn es wird uns heute gesagt, daß Kleinkinder schneller Furcht und Haß von denen auffangen, in deren Umgebung sie sind, als sie Masern und andere ansteckende Krankheiten auffangen können.

Nierensteine

Würden Nierensteine vorhanden sein, wenn die normale Chemie des Blutstroms beibehalten wäre?

Man sagt uns, daß von fünf Personen einer an Nierensteinen leidet. Wenn herausgefunden worden ist, daß ein Patient Nierensteine hat und dies durch Röntgenaufnahmen usw. bestätigt worden ist, dann müssen Sie sich bemühen, genügend Entspannung hervorzubringen, damit diese Steine durch die Harnwege abgehen können.

Sie müssen die Muskelspannkraft des Harnleiters verbessern, der der ausscheidende Kanal von der Niere zur Blase ist. Der Harnleiter ist eine Röhre mit einer muskulären Wand, die in der Größe mit einem Gänsekiel verglichen werden kann, ungefähr vierzehn bis sechzehn Zoll (ca. fünfunddreißig bis vierzig cm) lang, und sich von der Niere bis zum unteren Ende der Blase erstreckt. Siehe Abbildung 19.

Da Sie mit den zehn Zonen bekannt sind, können Sie den Reflex zu diesem Harnleiter von der Niere herab bis zur Blase verfolgen und Spannung auflösen, so daß mit Hilfe der normalen muskulären Zusammenziehung und Entspannung die Nierensteine wirklich ausgeschieden werden können.

Filtrieranlage

Die Nieren, die eine komplizierte Filtrieranlage sind, müssen zwei verschiedene Funktionen ausführen. Sie müssen bestimmte Elemente, die für die Gesundheit nötig sind, trennen, dann die Muskelspannkraft bilden, die erforderlich ist, die giftigen Abfälle auszustoßen.

Die Muskelspannkraft hierfür wird hauptsächlich durch die Ausscheidung von Adrenalin aufgebaut und produziert, das durch die Adrenaldrüsen ausgeschieden wird. Diese wieder bekommen ihre Anweisungen von den Schilddrüsen und dem Hirnanhang.

Wenn *irgendeine* dieser Drüsen träge und faul wird, leiden die anderen im Verhältnis zu ihrer Pflichterfüllung. Die normale Zusammenziehung und Entspannung dieser Drüsen wird dann einen gewissen Grad an Muskelspannung verloren haben, den die *Ingham-Druckmethode der Reflexologie* wieder herstellen will durch ihren bestimmten Kontakt mit den Nervimpulsen, dessen Endpunkte in den Füßen liegen.

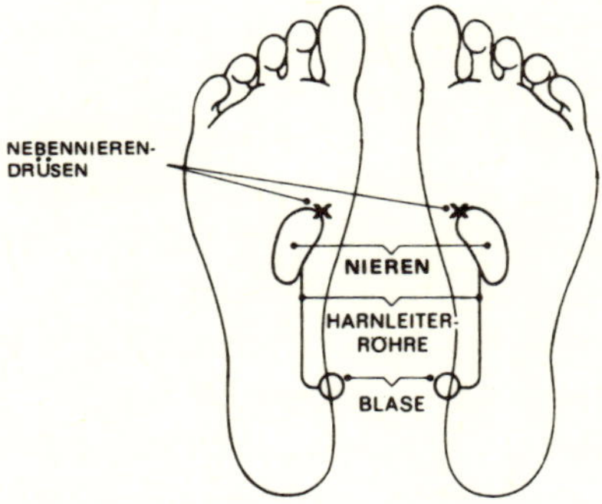

Abbildung Nr. 19

Diese Arbeit hat ihren Einfluß auf das höchst empfindliche sympathische Nervensystem bewiesen, das die Funktionen der unfreiwillig arbeitenden Organe unseres Körpers beherrscht.

Nierentätigkeit

Wenn die Nieren überaktiv sind und zu häufiges Urinieren verursachen, müssen Sie diesen Zustand wieder auf normal zurückbringen. Wenn sie unnormal untätig sind, sich nicht zusammenziehen und entspannen, so wie die Natur es vorgesehen hat, müssen Sie dieses korrigieren und die Nierentätigkeit wieder normalisieren.

Erinnern Sie sich daran, daß es die Neigung der Natur ist, zu normalisieren, zu korrigieren und jeden unnatürlichen Zustand auszugleichen, wenn wir ihr das notwendige Material geben (Kreislauf), mit dem sie jede kranke, zusammengebrochene Niere oder jedes kranke Organ des Körpers wieder aufbauen kann.

Es ist äußerst wichtig, sich daran zu erinnern, wie die Tätigkeit der Nieren durch das unfreiwillig arbeitende Nervensystem beherrscht wird und wie das unbewußt arbeitende Nervensystem durch die höchst empfindlichen sympathischen Nerven beherrscht wird. Aus diesem Grunde können Sie gut verstehen, warum Gefühlsstörung eine Unregelmäßigkeit in der Tätigkeit der Nieren hervorbringen kann, was die Tatsache bestätigt, daß Druck und Kummer, wie auch Furcht und Angst usw., einen bestimmten Eindruck auf die Funktion des Urinierens ausüben können.

Wenn Sie dies im Auge behalten, ist es leicht zu verstehen, warum diese Zustände so leicht und oft reagieren, wenn wir die außergewöhnliche nervöse Spannung, die im Solarplexus vorhanden ist, entspannt haben.

Unser Gehirn ist der Kern des Muskelsystems, ein zuverlässiger Lieferant von Auskünften. Siehe Abbildung 9.

Unser Körper ist als Ganzes, der Solarplexus als das psychische Zentrum anzusehen, das das Unterbewußtsein und die unfreiwilligen Taten unseres Seins beherrscht.

Krankheitsbericht

Ein aufgeschlossener, prominenter Arzt besuchte mich eines Tages in Miami, Florida, um herauszufinden, was ich zu bieten hatte.

Zu der Zeit waren wir mit ausgedehnter Forschungsarbeit auf dem Gebiet der Reflexarbeit beschäftigt, um die Genauigkeit dieser Reflexe in den Füßen zu bestätigen und deren Verhältnis zu den Grundsätzen der Zonentherapie.

Als ich mit einer sorgfältigen Untersuchung seiner Füße fortfuhr, fand ich den Reflex seiner rechten Niere sehr empfindlich, während der Reflex seiner linken Niere überhaupt keine Empfindlichkeit aufwies. Ich folgerte daraus, daß ich einem ungewöhnlichen Zustand begegnet war.

Da er als Arzt mit der *Ingham-Druckmethode der Reflexologie* vertraut war, diskutierten wir ganz offen, was dieser Befund offenbarte, nämlich, daß wirklich ein ganz unnormaler Zustand in der rechten Niere bestand. Sie zog sich nicht so zusammen und entspannte sich nicht so, wie die Natur es vorgesehen hatte, und erlaubte dadurch, daß sich eine Verstopfung in dem bestimmten Reflexgebiet bilden konnte, während das Reflexgebiet der linken Niere, die anscheinend normal funktionierte, überhaupt keine Empfindlichkeit aufwies.

Der Arzt bestätigte mir meinen Befund, indem er mir erzählte, daß er im Alter von vier Jahren ernstlich von Bright's Disease (Krankheit, die durch Abbau der Nieren und mangelhafter Ausscheidung von Harnsäure charakterisiert ist) befallen worden war. Die Ärzte hatten keine Hoffnung und gaben ihm nur achtundvierzig Stunden zu leben, aber seine Mutter hat ihm das Leben gerettet, indem sie ihm ein altmodisches Heilmittel eingab. Spätere Befunde hatten eine untätige Niere auf der rechten Seite festgestellt. Es war ihm verschiedentlich angeraten worden, sie entfernen zu lassen.

Hoher Blutdruck

Wollen wir uns daran erinnern, daß ein Patient, der hohen Blutdruck hat, nicht wegen hohen Blutdrucks behandelt wird, sondern wegen des Zustandes, der diesen verursacht hat.

Hoher Blutdruck ist an sich selbst keine Krankheit, er ist vielmehr die Auswirkung oder das Ergebnis eines unterliegenden unnatürlichen Zustandes. Es kann eine schadhafte Ausscheidung sein, die von einem Fehler in dem Drüsensystem herrühren kann, besonders der Adrenaldrüse. Es ist deren besondere Aufgabe, das System mit genügend Adrenalin zu versorgen, um das Kreislaufsystem zu normalisieren, was wichtig für die Beibehaltung des richtigen chemischen Gleichgewichts ist.

Wenn der Blutstrom eine unnormale Menge Kalzium enthält, wird es an den Wänden der Arterien und Blutgefäße haften bleiben, so daß diese nicht länger ihre normale Spannkraft beibehalten können und dadurch die Anstrengung des Herzens erhöhen, seine besondere Pflicht auszuführen.

Überspannung muß als wichtiger Faktor angesehen werden, wenn wir hohen Blutdruck herabsetzen wollen.

Erinnern Sie sich, das richtige Gleichgewicht zwischen Verdauung und Ausscheidung kann nicht bestehen, wenn unnötige Spannung vorhanden ist. Wenn diese Spannung beseitigt werden kann, kann ein ausgeglichenes Funktionieren aller Organe wiederhergestellt werden, falls diese nicht schon in einem unheilbaren Zustand sind. Die Natur ist eine wahre heilende Kraft, aber sie kann nur von innen heraus beschädigte oder kranke Gewebe durch das Baumaterial heilen, das durch einen Kreislauf hervorgebracht wird, der nicht durch eine Spannung behindert ist, die so oft die Folge einer verzerrten geistigen Haltung ist. Es gibt kein höheres Lebensziel für uns als die Besserung der Gesundheit und des Glücks unserer Mitmenschen.

Muskelschwund des Sehnervs

Während wir im vergangenen Jahr in Kalifornien waren, hatten wir das Vorrecht, die Leistungsfähigkeit der *Ingham-Druckmethode der Reflexologie* in Verbindung mit einem Fall zu prüfen, der von den Medizinern als Muskelschwund des Sehnervs befunden worden war.

Frau C., deren Mann seit einer Anzahl von Jahren bei der Kriegsmarine war, war von den besten Spezialisten des Landes behandelt worden, die alle keine Hilfe für ihren Fall finden konnten. Es war ihr gesagt worden, daß ihre Fähigkeit, Schatten zu unterscheiden, nur noch von kurzer Dauer sein würde, und trotzdem hatte sie ein Lächeln und einen Lebensmut, den ich nie vergessen werde. Sie hatte angefangen, Blindenschrift zu lernen und weigerte sich, sich zu sorgen und ihr Leben mit Furcht und Angst über die dunklen Aussichten, die ihr zu der Zeit bevorstanden, zu vergiften.

Sie konnte wegen des dichten Nebels, der sich über ihre Augen gelegt zu haben schien, keine Farben mehr unterscheiden. Wir versuchten, die Ursache zu finden, bevor wir hoffen konnten, die Wirkung zu beseitigen.

Wir fanden die Reflexe zu den Nieren und den Adrenaldrüsen sehr empfindlich. Im Sinn behaltend, wie eng die Tätigkeit der Drüsen mit manch einem unnormalen Zustand der Augen zusammenzuhängen scheint, war es in diesem Falle leicht, anzunehmen, daß es in diesem Falle ein beitragender Faktor sein konnte.

Dann fuhren wir fort, den Reflex des Gebietes relativ zum Nacken anzusprechen, um zu sehen, ob irgendein Teil der normalen Blutzufuhr zum Kopf und zu den Augen abgeschnitten wurde. Durch die Empfindlichkeit, die wir entdeckten, konnten wir ein anderes, bestimmtes Kapitel in unserer Forschungsgeschichte schreiben.

Nach einigen Fragen erfuhren wir, daß Frau C. ein paar Jahre vor diesem Zustand, der nun ihre Augen beeinträchtigte, einen Autounfall gehabt hatte.

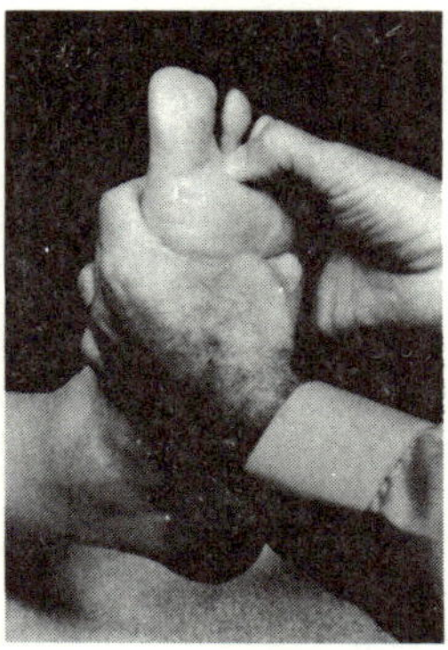

Abbildung Nr. 20
Stellung zur Massage des Reflexes zu den Augen

Drei Wochen später, nach unserem ständigen Bearbeiten jener empfindlichen Reflexe, war sie in der Lage, Farben zu unterscheiden. Sie konnte wieder in ihrem Blumengarten arbeiten und den Unterschied zwischen Rosen und Wicken feststellen. Sie las die Plakate, als wir die Straßen entlangfuhren. Sie schrieb mir kürzlich einen prächtigen Brief, in welchem sie mir von ihrer Wiederherstellung erzählte.

Schlaganfall

Wir kennen alle die Wirkung der Gefühle und die Rolle, die sie in der Erhöhung des Blutdrucks in einer leicht erregbaren Person spielen. Wenn man ganz plötzlich durch irgendeinen außergewöhnlichen Umstand erregt wird, geschieht es, daß der Druck auf einen Punkt ansteigt, der über dem liegt, dem die Blutgefäße im Gehirn widerstehen können und man erleidet einen Schlaganfall.

Dies wird durch eine akute, krankhafte Gefäßveränderung des Gehirns verursacht, die Blutung, Thrombose oder Embolie hervorruft, gefolgt von Lähmung.

Die Lage dieser krankhaften Veränderung bestimmt die Seite, die gelähmt wird. Wenn die linke Seite des Körpers gelähmt ist, ist die rechte Seite des Gehirns beeinträchtigt und umgekehrt. Aus dem Grunde müssen wir uns an den Reflex in der *rechten* großen Zehe wenden, um den richtigen Berührungspunkt mit dem Reflex zu der *rechten Seite des Gehirns zu finden. Wenn die rechte* Seite des Körpers gelähmt ist, müssen wir uns an den Reflex in der *linken* großen Zehe wenden, um den ungewöhnlichen Druck in der *linken* Seite des Gehirns, in der die Embolie stattgefunden hat, zu lindern.

Das Kreuzen bestimmter Nervimpulse hat keine Verbindung mit den Reflexen. Für einen Reflexkontakt mit dem rechten Auge wenden wir uns an den Augenreflex im rechten Fuß, für das linke Auge an den Reflex im linken Fuß. Die ersten, zweiten, dritten, vierten und fünften Zonen der rechten Seite des Kopfes sind mit denselben Zonen in der rechten großen Zehe verbunden. Die linke Seite des Kopfes ist gleichfalls mit der linken großen Zehe verbunden.

Blutzirkulation

Das Blut verläßt das Herz durch die Aorta, die größte der Arterien, auf der linken Seite des Herzens.

Die Arterien sind innerhalb des Körpers verbreitet und sind dickwandige, elastische Gefäße, die das Blut vom Herzen forttragen. Sie teilen und unterteilen sich, wachsen in Anzahl und vermindern sich in Größe, bis sie zu winzigen Kapillaren im gesamten Gewebe des Körpers werden und in der Form eines Netzwerks angeordnet sind.

Durch die häutigen Wände der Kapillaren wird Sauerstoff und Kohlensäure zwischen dem Gewebe und dem Blut ausgetauscht. Durch dieselben Wände werden dem Gewebe Nahrung zugeführt und Abfallprodukte dem Blut zurückgegeben, wenn der Stoffwechsel richtig ausgeglichen ist. Wenn aber der Kreislauf in einem Gebiet ungenügend ist, zum Beispiel als Folge einer Gefühlsüberspannung, werden diese Abfallprodukte nicht völlig ausgestoßen.

Die Kapillaren treffen oder verbinden sich schließlich, um die Venen zu bilden, durch die das Blut dann zum Herzen zurückgegeben wird. Die Venen werden auf dem Weg zum Herzen größer und größer, bis die beiden größten, die obere und die untere vena cava, sich in die rechte Herzvorkammer, auf der rechten Seitc des Herzens, entleeren.

Von hier wird das venöse Blut zur Reinigung durch die Lungen geschickt, kehrt zur linken Seite des Herzens zurück und wiederholt seine Reise durch den Körper.

In den Arterien fließt das Blut schnell, in den Kapillaren schleicht es träge entlang, in den Venen fließt es in einem schnelleren Tempo dem Herzen zu.

Ein wahres Bild

Nun können Sie sich ein Bild davon machen, wie das Blut durch sein wunderbares Kreislaufsystem eine deutliche Übertragung von den Arterien zu den Venen in dem Gebiet jener Reflexe in den Händen und Füßen vornimmt.

Dieser Vorgang wird durch einen Zusammenziehungs- und Entspannungsrhythmus ausgeführt, den die Natur taktmäßig bestimmt hat, um jede Verzögerung in der normalen Übertragung des Blutes von den Arterien zu den Venen zu verhindern.

Wer könnte bezweifeln, daß solch eine delikate Einrichtung nicht durch Gefühlsanspannung und Überspannung gestört werden kann?

Epilepsie

Epilepsie ist, wie Migräne, gewöhnlich ein nervöses Symptom. Durch medizinische Autorität kürzlich bestätigte Berichte erfahren wir, daß sie oft mit einer Art von Allergie in Verbindung gebracht werden kann, also ein Symptom allergischer Reaktion ist. Man kann daher gut verstehen, warum wir in so vielen Fällen Erfolg gehabt haben, denen Erleichterung zu bringen, die von dieser Krankheit befallen waren.

Wenn wir eine chemische Reaktion der inneren Ausscheidungsdrüsen normalisieren können, jedes unnormale Säure- oder Alkaligleichgewicht der Schleimhaut des Verdauungskanals, des Atmungsgebietes und dessen vielen Verzweigungen korrigieren, vermindern wir dann damit nicht die Anfälligkeit für Epilepsie, Migräne, Asthma, Heuschnupfen, Nesselausschlag, Ausschlag, oder viele andere der zahlreichen Störungen, die auf irgendeine Allergie zurückgeführt werden können?

Es ist die Meinung einiger, die sich einem besonderen Studium dieses Zustandes gewidmet haben, daß in fünfundachtzig Prozent von denen, die an Epilepsie leiden, ein schadhafter Grimmdarm gefunden worden ist. Sogar von vielen unserer sogenannten Erkältungen heutzutage wird geglaubt, daß sie von einem überempfindlichen Grimmdarm hervorgerufen werden.

Daher bitte ich Sie, all die verschiedenen Reflexe auszuprobieren um festzustellen, *welcher* den *größten* Grad von Empfindlichkeit aufweist. Dies wird Ihnen einen Hinweis geben, wo der Zustand entspringen könnte, ob er durch einen schadhaften Grimmdarm oder eine Allergie verursacht wird oder das Ergebnis irgendeiner Drüsenstörung ist. Für einen Arzt, der lizenziert ist, Diagnosen zu stellen und der sich auf die Verordnung von Arzneien zur Erzielung eines guten Ergebnisses verläßt, kann diese Arbeit sich als äußerst wertvoll erweisen, denn eine korrekte Diagnose ist der wichtigste Faktor, damit er sicher sein kann, was am besten verordnet werden muß. Jedoch müssen sich diejenigen, die nicht lizenziert sind, Diagnosen zu stellen und Arzneien zu verordnen, auf arzneilose Methoden verlassen. Sie werden sich daher der *Ingham-Druckmethode der Reflexologie* bedienen, um die Spannung in den Nervreflexen zu der beschädigten Drüse oder eines Organs des Körpers zu erleichtern.

Lymphdrüsen

Die Lymphe ist eine Art Blutserum, eine höchst wichtige, lebenspendende Flüssigkeit, die durch die Lymphdrüsen hergestellt wird. Sie ist eine durchsichtige gelbliche Flüssigkeit, und hat eine alkalische Reaktion.

In ihrem Gefolge sind kleine, samenähnliche Vergrößerungen, kleine Knoten, die eine aktive Rolle in der Zerstörung von Infektionen spielen.

Eine Anzahl dieser Knoten finden wir im Hals als Wächter der Natur, Infektionen der Zähne, Mandeln usw. zu bekämpfen. Auch finden wir einen beachtlichen Vorrat dieser samenähnlichen Knoten in den Achselhöhlen und in den Leisten, und die als Widerstandswand gegen Infektionen dienen, die die Extremitäten (Hände, Füße usw.) befallen.

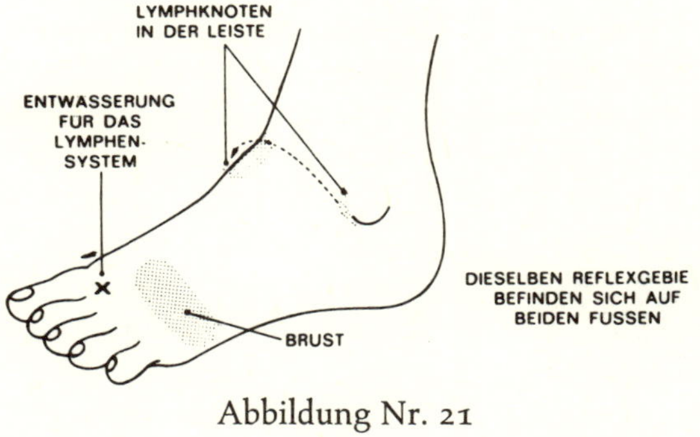

Abbildung Nr. 21

Wenn Sie glauben, daß diese Drüsen nicht die Arbeit tun, die ihnen von der Natur zugedacht ist, dann möchte ich, daß Sie zusätzlich zu Ihrer Arbeit an den anderen Drüsenreflexen eine intensive, tiefwirkende Massage um den Knöchel oberhalb des Fußes anwenden.

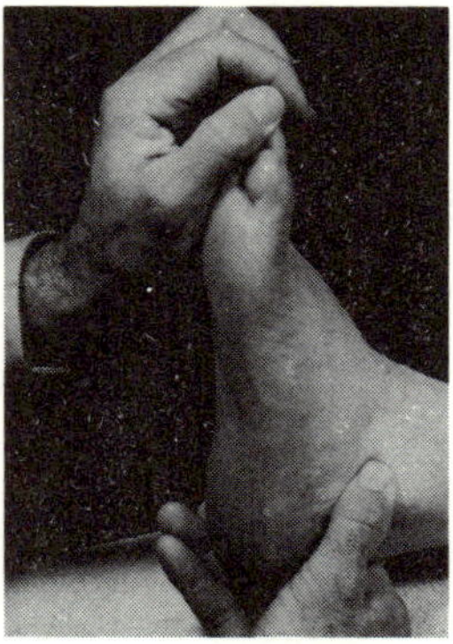

Abbildung Nr. 22
Stellung des Daumens zur Massage des Reflexes zu den Lymphdrüsen in den Leisten und Achselhöhlen (beide Füße)

Wenn Sie eine Empfindlichkeit an jener Stelle feststellen, sagt Ihnen dies, daß diese Drüsen einer besonderen Beachtung bedürfen. Machen Sie sich an die Arbeit und versuchen Sie, diese Empfindlichkeit zu beseitigen.

Der Busen

Wir werden oft gefragt, wo das Reflexgebiet zum Busen gefunden werden kann. Wenn Sie die Abbildung 22 betrachten, werden Sie sehen, wie wir Ihre Aufmerksamkeit auf den Reflex zu den Lymphdrüsen in den Leisten und Achselhöhlen lenken. Mit diesem Bild im Gedächtnis begeben Sie sich dann zu den Wurzeln der Zehen, über die

Oberfläche des Fußes, und wenn sich ein unnormaler Zustand in den Brüsten befindet, werden Sie eine empfindliche Stelle auf der Oberseite des Fußes finden, in derselben entsprechenden Zone, in welcher sich die Beschwerden in der Brust befinden (Abbildung 21).

Nebenschilddrüsen

Die vier Nebenschilddrüsen, jede in der Größe mit einem Weizenkorn vergleichbar, liegen dicht neben der Schilddrüse.

Sie bestimmen den Kalziumgehalt im Blutstrom und haben eine enge Verwandtschaft mit dem Wechsel des Knochengewebes. Deshalb würde jede Methode der Verbesserung einer Schilddrüsenstörung bestimmt helfen, ein mangelhaftes Funktionieren der Nebenschilddrüsen zu korrigieren.

Lassen Sie diese winzigen Drüsen nicht den Fehler machen, zuviel von dem Kalziumgehalt im Blut anstatt in den Knochenbau des Körpers in das Muskelgewebe zu senden.

Erinnern Sie sich hieran, wenn Sie einen rheumatischen oder arthritischen Zustand finden, der von Gelenkversteifung begleitet ist. Dies sagt Ihnen, daß ein Überschuß an Kalzium vorhanden ist, der durch das ganze System falsch verbreitet worden ist.

Wenn dieser Überschuß an Kalziumgehalt im Muskelgewebe abgelagert wird, wird sich Rheumatismus einstellen. Wenn er in den Gelenken abgelagert gefunden werden sollte, bildet sich Arthritis.

Asthma

Wir alle kennen die Qual und das Leiden der Menschen, die von Asthma und Heuschnupfen befallen sind. Heute wird dies als eine Form von Allergie betrachtet, deren Symptome von der ererbten Anfälligkeit des einzelnen abhängen.

Es ist das unnormale chemische Gleichgewicht der Schleimhaut der Nase und des Halses. Diese bereitet ein fruchtbares Feld für den Reizeffekt des Blütenstaubes, der von Bäumen oder Pflanzen kommen kann und Niesen und Schnüffeln durch die Reizung der Schleimhäute hervorruft.

Es bringt die Augen zum Tränen, denn dieser Blütenstaub kann mit einem Stäubchen verglichen werden, das die Augen sich hinwegzuwaschen bemühen.

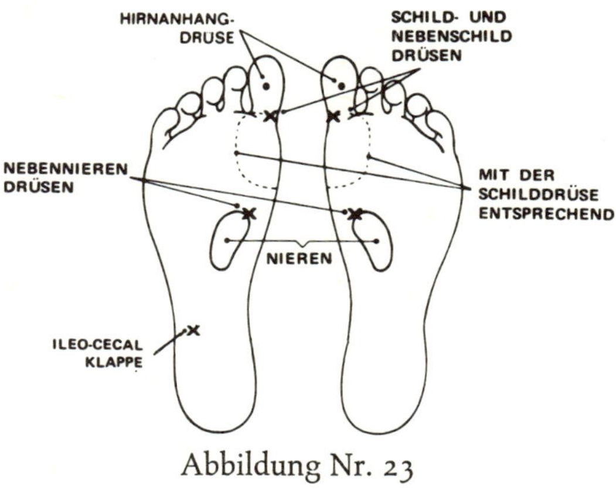

Abbildung Nr. 23

Pollen

Im Jahre 1880 entdeckte ein Wissenschaftler namens Charles Blackley als erster die Auswirkung von Pollen auf die Schleimhaut der Augen, der Nase und des Halses, die damit die Ursache für deren Schwellung und Entzündung ist, keinen Einfluß jedoch auf die äußere Hautschicht hat, die aus totem, unempfindlichem Gewebe gebildet wird.

Zwischen den Bäumen, Gräsern und nicht zuletzt dem Unkraut, haben wir drei verschiedene Heuschnupfenzeiten in den Vereinigten Staaten; eine im Frühling durch Baumpollen, eine im Sommer durch Gräser und eine im Herbst durch Unkraut, das den anderen weit voraus ist in der Auswirkung der Beschwerden.

Lukretius gab uns im ersten Jahrhundert vor Christus das Sprichwort: »Was Nahrung für einen ist, kann Gift für den anderen sein« — eine kurze und bündige Beschreibung von Nahrungsmittelallergie.

Nur der Begriff oder das Wort »Allergie« ist neu, denn die Symptome sind seit Jahrtausenden bekannt. Allergie ist eine Empfindlichkeit gegen unsere Umgebung.

Dr. Bree schrieb im Jahre 1800 eine Abhandlung über Asthma, in der er es als »einen krampfhaften Versuch der Atmungsorgane, eine Reizung zu beseitigen, die entweder in den Lungen oder in eng verwandten Eingeweiden vorhanden ist« beschrieb.

Hormone in bezug auf Asthma und Heuschnupfen

Ein Hormon ist eine chemische Substanz, die normalerweise in den verschiedenen Drüsen des Körpers gebildet wird. Das Hormon Adrenalin wird als äußerst wichtig in der Ursache und auch der Behandlung von Asthma betrachtet.

Einen Mangel an diesem speziellen Hormon stellen wir fest, wenn ein Patient an Asthma leidet.

Ich möchte Sie bitten, besondere Aufmerksamkeit auf die Adrenaldrüsenreflexe in den Fällen von Asthma oder Heuschnupfen zu richten, die Sie zu lindern versuchen. Wenden Sie die *Ingham-Druckmethode der Reflexologie* an, um die Tätigkeit dieser wichtigen Drüsen anzuregen, wenn Sie merken, daß ein Mangel in der normalen Produktion dieser wichtigen Hormonsubstanz besteht, der den Patienten nicht nur für Asthma, sondern auch für Heuschnupfen anfällig macht.

Es wird uns gesagt, daß sechzig Prozent der ungenügend behandelten Heuschnupfenopfer Asthmatiker würden, von denen einige zu einem Leben von Invalidität verdammt seien. Diese Auswirkungen können ein Schutzprotest der Natur gegen die unangenehme Ursache sein, an der sich der ganze Körper beteiligen kann.

Allergie kann eine allgemeine Reaktion sein, die sich überall da im Körper bemerkbar macht, wo Schleimhaut oder weiches Muskelgewebe gefunden wird. Ganz natürlich befällt sie zuerst die Nase, den Hals und das Luftröhrengebiet.

Krankheitsbericht

Ich möchte von einem kleinen siebenjährigen Jungen in St. Petersburg, Florida, berichten, der seit einem Alter von achtzehn Monaten an Asthma litt.

Zahlreiche Methoden und Heilmittel, die Tausende von Dollar gekostet hatten, konnten ihm nur einen geringen Grad von Erleichterung bringen. Aufgrund von Allergieproben war festgestellt worden, daß er allergisch gegen Weizen war, und es wurde ihm verboten, irgendwelche

Weizenerzeugnisse zu essen. Trotz der Tatsache, daß seine Eltern sich streng an dieses Verbot hielten, erlitt der Junge ständig Asthma-Anfälle und Heuschnupfen.

Als ich seine Füße in meine Hände nahm, um herauszufinden, welche *Geschichte die Füße erzählen könnten*, merkte ich gleich, daß ich einen ungewöhnlichen Fall vor mir hatte. Hier hatte ich ein Kind von sieben Jahren und *jeder* Drüsenreflex zeigte einen äußerst hohen Grad von Empfindlichkeit, in erster Linie der Adrenaldrüsenreflex. Danach kamen die Schilddrüse, der Hirnanhang, die Vorsteherdrüse und nicht zuletzt zeigte der Reflex zur Ileo-Cecal-Klappe einen ganz bestimmten Grad von Empfindlichkeit. Siehe Abbildung 23.

Es war am 27. Januar, als wir anfingen, an diesen empfindlichen Stellen zu arbeiten, abwechselnd von einer Stelle zur anderen, ungefähr fünfzehn bis zwanzig Minuten lang und nicht öfter als zweimal die Woche. Am 10. Mai war die Empfindlichkeit praktisch herausgearbeitet worden. Er hatte zwölf Pfund zugenommen, spielte und tat alles, was einem Kind seines Alters Freude bereitet, ohne Asthmaanfälle und ohne Rücksicht darauf, was er aß oder tat.

Zeigt dies nicht erneut, daß die Ursache für oder Neigung zu einer Allergie oft auf einen Mangel an Hormonvorrat zurückgeführt werden kann, was wiederum einem fehlerhaften Funktionieren des Drüsensystems zugeschrieben werden muß?

Können wir uns etwas Wichtigeres vorstellen als die Fähigkeit, die unnötige Spannung dieser wichtigen, lebenspendenden Drüsen zu entlasten?

Lernen Sie, das Richtige zu tun und es richtig zu tun. Wenn unsere wissenschaftliche Kenntnis dieser Reflexmethoden wächst, vergrößert sich unsere Fähigkeit und Leistung.

Ein anderer eindrucksvoller, interessanter Fall ist der meines Mannes. Er kam 1941 als Patient zu mir, hatte von meiner Arbeit gehört und was ich für andere, die an Asthma litten, erreicht hatte.

Seit über vierzig Jahren war er als ein äußerst extremer Fall von Asthma und Heuschnupfen, als Folge eines Scharlachanfalls im Alter von neun Jahren, betrachtet worden. Nichts, was er bis jetzt getan hatte, konnte ihm mehr als nur zeitweilige Erleichterung bringen.

Nachdem ich mir den Bericht seines Falles angehört hatte, versuchte ich herauszufinden, *welche Geschichten seine Füße erzählen könnten, welche* Drüsenreflexe sich als Ergebnis des Asthmas in *seinem* Falle empfindlich zeigen würden.

Im Gegensatz zum Fall des kleinen Jungen in Florida, zeigte sich nicht *jeder* Drüsenreflex empfindlich, sondern schien durch erstens die Adrenaldrüse und zweitens die Schilddrüse begrenzt zu sein. Warum ich die Adrenaldrüse vor der Schilddrüse genannt habe? Weil die Reflexe zu der Adrenaldrüse einen größeren Grad von Empfindlichkeit zeigten als die der Schilddrüse. Der Hirnanhang schien den dritten Platz in diesem besonderen Fall einzunehmen. Nachdem ich dies zu meiner Zufriedenheit festgestellt hatte, berührte ich den Reflex zu der Ileo-Cecal-Klappe. Auch dieser war sehr empfindlich und ließ mich deutlich erkennen, daß der Schleim von dem Dünndarm nicht normal durch den Darmgang ausgeschieden wurde, was eine übermäßige Menge hinterließ, die die Atmungsorgane bewältigen mußten.

Nachdem ich die nervöse Spannung entlasten konnte, die durch diesen langanhaltenden Asthmazustand entstanden war, hatte ich schon eine Menge zur endgültigen Erleichterung beigetragen. Das Spannen und Entspannen seines Zwerchfells war verbessert, ein anderes wichtiges Gebiet in einem Fall dieser Art. Als sich seine Lebenskraft steigerte, verminderte sich seine Furcht vor diesen schrecklichen Anfällen. Es kann wahrhaftig gesagt werden, daß er seitdem völlig von ihnen frei ist.

Lassen Sie mich ein Beispiel anführen, an das ich mich besonders deutlich erinnere, nachdem ich meine Reflexarbeit an seinen Füßen beendet hatte und nachdem alle Verstopfungen und Empfindlichkeiten herausgearbeitet worden waren.

Wir waren von Kalifornien auf dem Weg nach Hause und durchquerten die Wüste an einem heißen Augustnachmittag, bei einer Temperatur von etwa sechsunddreißig Grad. Genau in der Mitte eines Feldes voller Goldrute und Staub hatten wir einen platten Reifen, und mein Mann war gezwungen, unter diesen besonderen Umständen Reifenwechsel vorzunehmen. Nachdem er diese Aufgabe ohne ein einziges Niesen bewältigt hatte, versicherte er mir, daß die *Ingham-Druckmethode der Reflexologie* Wunder für Asthmaleidende tun könne, ganz gleich, wie schwer oder langandauernd der Zustand gewesen sein mochte.

Den Pfad freilegen

Wenn es mir zugedacht gewesen ist, den Weg zu einer neuen Entdeckung zu zeigen, hoffe ich, daß ich das als ein Geschenk Gottes bezeichnen kann, das in meine Hände, mein Herz und meine Seele gelegt worden ist. Möge Opposition mich nie verwirren! Viele vor mir haben ihr Leben für ein Ideal und für große Ziele gegeben. Nachdem sie diese Erde verlassen hatten, sind andere gekommen und haben die Fackel weitergetragen. Wenn sich Hindernisse durch den Unglauben derer, die zum Zweifel geneigt sind, in unseren Weg legen sollten, wollen wir uns daran erinnern, daß unsere Fähigkeit, sie zu überwinden, nur unseren Glauben an das, was wir als wahr bewiesen haben, stärkt. Vor Jahrhunderten sprach König Salomon zu seinen Leuten in diesem selben Sinne: »Es gibt nichts Neues unter der Sonne.«

Um die Prinzipien, die ich in meinen beiden Büchern dargestellt habe und denen einige Leser noch skeptisch gegenüberstehen, zu bestätigen, habe ich kürzlich in meiner Forschungsarbeit weitere Beweise dieser Theorie gefunden, die schon 1846 in einem Buch mit dem Titel, *Therapeutic Sarcognomy* (Wissenschaft der Seele, des Gehirns und Körpers) niedergelegt sind.

*

Auszüge aus *Therapeutic Sarcognomy*
von
Joseph Buchanan, Dr. Med.

Dr. Joseph Buchanan war nacheinander von 1846 bis 1881 Professor der Physiologie an vier medizinischen Hochschulen.

»Der Leser sollte verstehen, daß jeder Teil der Oberfläche des Körpers in direktem Zusammenhang mit einer physiologischen Funktion steht durch deren sympathische Verbindung mit dem psychischen Organ, dem Gehirn. Die Lage der Organe des Gehirns ist auf den Körper reproduziert.

Diese wunderbare Entdeckung, die im Jahre 1842 gemacht wurde, ist seitdem durch zahllose Experimente von mir und meinen Studenten bestätigt. In jeder Krankheit bestätigt sich ein Gesetz der Natur.

Ihre Beweisführung ist so leicht und überzeugend, daß die Entdeckung von der ganzen Welt als der wichtigste Beitrag anerkannt werden wird, der jemals für die Biologie geliefert wurde, sobald die Aufmerksamkeit der Gelehrten ernsthaft auf diese Untersuchung gelenkt worden ist, denn alle fähigen und aufrichtigen Beobachter werden leicht finden, was ich gefunden habe und was alle meine Studenten schnell in anderen und in sich selber entdeckten.

Seite 644:

Intensive Stimulierung der unteren Glieder hat eine große Kraft in sich, die ungebrauchte Lebenskraft in der Basis des Gehirns wachzurufen.

Das Verhältnis der unteren Glieder zu dem Gehirn wird gewöhnlich von Ärzten nicht realisiert, *obgleich es so sein sollte,* damit sie in der Lage sind, den Kopf und die Brust zu entlasten.

Seite 645:

Dr. H. W. Green aus Kentucky berichtete einen schweren und langwierigen Fall von Epilepsie an einem Neger, der auf keine medizinische Behandlung ansprach und die abgebrochen wurde, als er während eines Anfalls fiel und sich die ganze Sohle seines Fußes schwer verbrannte. Vier Monate lang hörten seine Anfälle auf und er erfreute sich guter Gesundheit, aber die Anfälle kamen wieder, nachdem der Fuß geheilt war.

Die Leichtigkeit, mit der Experimente mit dem Gehirn und dem Körper von jeder intelligenten Person gemacht werden können, die meine Methoden anwenden und die die zahlreichen Darstellungen der Sarcognomy (Wissenschaft der *Seele*, des *Körpers* und *Gehirns)* in Krankheiten beobachten, macht das Thema intelligenten Forschern so klar, daß man sich hiernach wundert, wie etwas so Einfaches und so Offensichtliches so lange übersehen werden konnte, und daß die erste wissenschaftliche Meldung mit solch geistesabwesender Gleichgültigkeit aufgenommen wurde, was man nur der geistigen Verwirrung falscher Erziehung und der selbstzufriedenen Freude an alten Theorien zuschreiben kann, ein gedankenloses Unbewußtsein um das weite Gebiet des Wissens, in das die Menschheit langsam eintritt.

Seite 663:

»Es gibt wenige Menschen (sagt Dr. Ashburner), die gichtige Gewohnheiten angenommen haben, die nicht die Macht des ruhigen Denkens verlieren. Sie gehören einer ständig gereizten Gruppe an. Ihre Gereiztheit bringt sie oft dazu anzunehmen, daß jeder, außer ihnen selber, Unrecht hat. Es spielt keine Rolle, ob Sie ihnen überreichliche Beweise bringen können, die den Irrsinn ihres Verhaltens bestätigen, es nützt nichts.«

Dr. J. A. Roberts berichtete in dem *Eclectic Medical Journal* im Oktober 1887 von einem Fall, in dem die Schilddrüse und die Ohrspeicheldrüse angeschwollen waren, begleitet von einem schmerzhaft geschwollenen Knie, was so eine mürrische, grämliche Laune hervorbrachte, daß der Mann, ohne gefragt zu werden, nicht sprechen wollte. Nachdem die Drüse geöffnet worden war, der Eiter sich abgesondert hatte, und nach Entnahme von vier Unzen Wasser aus dem Knie, wurde er »sehr gesprächig« und »gewährte mir fröhlich alles, was ich wollte«.

Schmerz in sich ist ein Reizelement, aber in anderen Teilen des Körpers kann er von Stärke oder Ergebung begleitet sein; jedoch im Fuß, in dem sich ein Gichtanfall zuerst bemerkbar macht, ist es der Mangel an Urteilskraft oder der anti-cerebrale Charakter des Fußes. Diese örtliche Störung beeinflußt das Gleichgewicht stärkster Konstitutionen. Aber wenn wir völlig den Charakter erkennen wollen, den Sarcognomy an jeder Stelle feststellt, müssen wir eine Körperbeschaffenheit haben, die genügend schwach, empfindlich oder anfällig ist, um der Kontrolle der örtlichen Reizung zu unterliegen. In solch einem Falle kann der Verstand völlig durch eine Reizung in den Füßen verwirrt werden, wie in dem Fall, in dem Dr. Anderson von Schwachsinn und Gewalttat berichtet, hervorgerufen durch eine Verletzung des Fußes und des Schienbeinnervs, dessen Reizung sich bis in den Oberschenkel hinaufzog. Dr. James Anderson, New York, berichtet in dem *N. Y. Medical and Physical Journal* vom Dezember 1822 einen Fall von einer Entkräftung des Geistes durch eine Verletzung des Fußes, die den vorderen Schienbeinnerv in Mitleidenschaft gezogen hatte.

Seite 664:

Ein Junge von vierzehn Jahren wollte gerade aufstehen, als sein Vater großen Lärm im Schlafzimmer des Jungen hörte. Er eilte in das Zimmer und fand seinen Sohn im Hemd, äußerst erregt, unzusammenhängend sprechend und Möbel zertrümmernd.

Sein Vater legte ihn ins Bett, und der Junge beruhigte sich sofort, schien aber nichts von dem zu wissen, was er getan hatte.

Während des Aufstehens hätte er sich »irgendwie komisch« gefühlt, sagte er, aber es sei ihm jetzt besser.

Der Chirurg, nach dem man geschickt hatte, fand ihn

ruhig und klar noch beim Lesen, mit klarer Aussprache, in fröhlicher Stimmung, und er wollte aufstehen.

Er hatte nie Epilepsie gehabt, sondern hatte sich bis jetzt guter Gesundheit erfreut.

Ihm wurde gesagt, aufzustehen, aber als er den Fuß auf den Boden setzte und sich auf ihn stellte, änderte sich sein Verhalten. Der Unterkiefer verkrampfte sich sofort, und als er sich vorwärtsstürzen wollte, ergriff man ihn und steckte ihn gleich wieder ins Bett. Sofort wurde er wieder ruhig, sagte, daß er sich »komisch« gefühlt hätte, aber war überrascht, als man ihn fragte, was mit ihm los sei. Er hatte am vergangenen Tag geangelt und, da seine Schnur sich verfangen hatte, war er ins Wasser gewatet, um sie freizumachen, jedoch konnte er sich nicht erinnern, daß er seine Füße auf irgendeine Weise verletzt oder verkratzt hatte.

Als ich die rechte große Zehe mit Finger und Daumen hochhielt, um die Fuß-Sohle zu untersuchen, wurde das Bein angezogen und die Muskeln des Unterkiefers verkrampften sich plötzlich. Diese Anzeichen hörten sofort auf, als der Fuß losgelassen wurde. Rötung oder Schwellung waren nicht vorhanden, aber oben auf der Zehe war eine kleine Erhöhung, als ob ein Sandkorn unter die Nagelhaut geraten wäre. Durch vorsichtiges Drücken auf den Nagel erfolgte eine leichte Verkrampfung. Es schmerzte ihn nicht, wenn gedrückt wurde, jedoch sagte er, daß irgend etwas in ihm ein komisches Gefühl verursache. Der leicht erhöhte Teil wurde beseitigt, Sand wurde nicht gefunden, aber das seltsame Gefühl war verschwunden und kam nicht wieder.

Hier muß ich in dieser eiligen pathologischen Darstellung der Sarcognomie eine Pause machen, obgleich das Thema nur halb erschöpft ist. Meine Zeit erlaubt gegenwärtig keine ausgedehntere Auslegung.

Wer von der Sarcognomie als eine Wissenschaft nichts wissen will und wer keine Experimente für ihre Erläuterung gemacht hat, sollte die Tatsachen der Pathologie nützen, um sich von dem Gefühl der Unsicherheit zu befreien, das jeden Zugang zu einer neuen und bahnbrechenden Wissenschaft erschwert.

Ich hoffe, daß dieses Werk den *ernsthaften* und *furchtlosen* Helfern Anreiz bietet, weiterzuforschen, um noch Tausenden zu nutzen, lange nachdem die Hand, die diese Zeilen schrieb, diese Erde verlassen hat.«

Nachwort

Die Arbeitsmethode, die ich in meinen Büchern und im Unterricht darstelle, ist zu einem hohen Grad der Anerkennung und Aufnahme gekommen, schneller als Sie es sich vorstellen können. Täglich erhalten wir Briefe aus ganz Amerika, von Küste zu Küste, und aus dem Ausland, in das meine Bücher versandt worden sind. Wir alle sollten wissen, daß die Anwendung dieser Wissenschaft in keiner Weise dem menschlichen Körper schädlich ist.

Grüne Weiden

Wir sind so daran gewöhnt zu denken, daß das, was in unserem Leben falsch ist, nicht in uns selbst ist, sondern in der äußeren Umgebung unseres Lebens.

Dr. Fosdick sagte in einer Rundfunkpredigt: »Das gesamte Wasser der sieben Meere kann kein Schiff versenken, wenn es nicht nach innen eindringt.«

Der *Wunsch*, gesund zu werden, kommt aus dem *Inneren*, gesund, was *Hoffnung*, *Traumbild* und *Mut* anbetrifft und das Funktionieren unserer Drüsen beeinflußt.

Wir machen uns selber oft etwas vor und schieben die Schuld für unsere Krankheit auf äußerliche Dinge, auf die Weiden, von denen wir uns ernähren. In Wirklichkeit ist es jedoch das, was wir im Funktionieren unserer Drüsen *innerhalb* des Körpers geschehen lassen, durch die Art unseres Denkens, was die Weiden grüner werden läßt; nicht äußere Einflüsse, von Unfällen abgesehen.

Laßt uns darum dort nach den grünen Weiden suchen, wo wir leben, wirken und sind. Denn die grünen Weiden sind in uns, in unserer Denkweise, unserer Lebensart. Dies sind die grünen Weiden, von denen der Psalmist David gesagt hat: »Er läßt mich dort ruhen.«

Daß weiterer Erfolg Ihre Bemühungen begleiten möge, jetzt und für alle Zeiten, ist mein aufrichtiger Wunsch.

Eunice D. Ingham

Vom Internationalen Institut für Reflexologie werden laufend Ausbildungs-Seminare nach der Original Ingham-Methode, einschließlich aller neuesten Entwicklungen auf diesem Gebiet durchgeführt, sowohl in Amerika als auch in europäischen Ländern.

Dwight C. Byers, der Neffe der bekannten Autorin der Ingham-Bücher, Direktor des Instituts, und ausgebildete Mitarbeiter führen diese Seminar-Kurse durch und demonstrieren die korrekte Anwendung dieser Techniken der Reflexologie.

Interessenten für weitere Informationen und Seminare in der Nähe ihrer Wohnorte melden sich bei:

International Institute of Reflexologiy
P. O. Box 12 642
St. Petersburg, Florida USA 33733

Ergänzendes Schrifttum

Geschichten, die die Füße erzählen können
Band 1: Schritte zu besserer Gesundheit

DREI EICHEN VERLAG
D-8300 ERGOLDING